»In Ruhe ver-rückt werden dürfen« – das wünschen sich viele alte Menschen, deren größte Angst es ist, im Alter zunehmend den Verstand zu verlieren. Schätzungen gehen davon aus, daß dies bei über 20 Prozent der über 80jährigen der Fall sein wird, und die zunehmende Zahl von geistig verwirrten Menschen in Alten- und Pflegeheimen sprechen für diese Annahme. Die Autoren plädieren daher für ein Umdenken in der Altenpflege, ausgehend von der Situation in Altenheimen.
Im fiktiven ›Tagebuch des Josef Weiers‹ wird beschrieben, welche Probleme mit einer Übersiedlung ins Altenheim verbunden sind und wie der Alltag dort aussieht. Als geistig reger Mensch und aufmerksamer Beobachter schildert Josef Weiers seine Erfahrungen mit der Heimleitung, dem Pflegepersonal und den anderen Bewohnern. Was in seinem fiktiven Bericht schon angesprochen wird, machen die realen Protokolle aus dem Pflegealltag noch deutlicher: Durch zu wenig Personal wird nur mangelhafte Betreuung geleistet, Pflegebedürftige, besonders verwirrte Menschen, werden vernachlässigt. Aber lediglich mit mehr Personal und besserer Bezahlung der Pflegekräfte ist es nach Ansicht der Autoren nicht getan. Es gilt vor allem, die Selbständigkeit der alten Menschen zu aktivieren und ihre Eigenheiten zu respektieren, auch wenn sie aus der Sicht des Pflegepersonals ver-rückt erscheinen.

Erich Schützendorf, geb. 1949, Studium der Pädagogik, Psychologie, Soziologie, Diplom-Pädagoge. Seit 1976 Fachbereichsleiter für Fragen des Älterwerdens an der VHS des Kreises Viersen. Autor mehrerer Bücher zu den Themen Älterwerden, Beziehungsarbeit in der Altenpflege.

Helmut Wallrafen-Dreisow, geb. 1956, staatlich anerkannter Altenpfleger und Gründungsmitglied der »Freien Alten- und Nachbarschaftshilfe Aachen e.V.«. Seit der Gründung 1996 Geschäftsführer der Sozial-Holding der Stadt Mönchengladbach GmbH. EFQM-Assessor und Fachbuchautor u.a. »Vom Altenpflegeheim zum Altenwohnhaus«. Kurator im Kuratorium Deutsche Altershilfe und aktuell dort Mitglied des Vorstands.

Unsere Adresse im Internet: www.fischerverlage.de

Erich Schützendorf /
Helmut Wallrafen-Dreisow

In Ruhe ver-rückt werden dürfen

Für ein anderes Denken in der Altenpflege

Mit einem Vorwort von Professor Dr. E. Grond

Fischer Taschenbuch Verlag

Für Gitta
Für Judith

MIX
Papier aus verantwortungsvollen Quellen
FSC
www.fsc.org
FSC® C083411

16. Auflage: August 2012

Originalausgabe
Veröffentlicht im Fischer Taschenbuch Verlag,
einem Unternehmen der S. Fischer Verlag GmbH,
Frankfurt am Main, April 1991

Lektorat: Heide Kobert
Digitale Satzrekonstruktion: pagina GmbH, Tübingen
Gesamtherstellung: CPI – Clausen & Bosse, Leck
Printed in Germany
ISBN 978-3-596-10516-8

Inhalt

Vorwort

Immer mehr alte Menschen werden verwirrt. Das Personal in den Alten- und Pflegeheimen ist ungenügend ausgebildet für diese schwere Pflege. Dazu kommt der Personalmangel, der den Pflegenden gerade noch Zeit läßt, die Bewohner wenigstens körperlich gut zu versorgen. In dem vorliegenden Buch wird deutlich, wie sehr dabei an den Bedürfnissen alter Menschen vorbei gepflegt wird, d. h. ein Umdenken immer dringender wird.
Die Autoren legen ein fiktives Tagebuch vor, in dem Herr Josef Weiers sein Erleben nach der Heimaufnahme schildert. Herr Weiers ist nicht verwirrt, sondern übernimmt in Eigeninitiative und eigener Verantwortung die Begleitung des apathischen und »verrückten« Herrn Jacobs auf der Pflegestation. Herr Weiers schafft es durch tägliche Besuche, Herrn Jacobs so zu reaktivieren, daß er sich unterhalten kann, eigene Wünsche äußert und wieder Interesse an der Umwelt zeigt. Doch sieht die Mehrzahl der Pflegenden Herrn Jacobs lediglich als Versuchsperson, sein Zimmernachbar wird weiterhin nur versorgt. Resigniert schreibt Herr Weiers: »All die wohlgemeinten Hilfeleistungen … helfen sie uns wirklich? Oder entmündigen sie uns nicht vollends? Jede Kritik, jedes andere Denken wird als Undankbarkeit und Nörgelei empfunden. Überall höre ich Sätze wie ›Wer sich beschwert, taugt nichts‹. Durch den Einzug ins Heim hat jeder einen mehr oder weniger großen Teil seines Selbstbewußtseins und seiner Selbständigkeit aufgegeben.« Auch wenn das im Tagebuch geschilderte Erleben nicht auf jeden Heimbewohner zutrifft, werden doch wesentliche Aspekte wie z. B. strukturelle Zwänge, Erleben des Heimes als Endstation ebenso deutlich wie Frustrationen der Pflegenden.
Den mühsamen Umgang mit verwirrten alten Menschen schildern die Autoren an Hand von charakteristischen Protokollen aus dem Pflegealltag wie »Herr Schmitz ist unerträglich« oder »Herr Kaiser will sich nicht waschen lassen« oder »Frau Meier ist ekelhaft«. Aus der Sicht der funktionalen Pflege ist die »ver-rückte« Welt dieser Menschen nicht mehr zu verstehen. Aus den Protokollen wird deutlich, wie sehr eine neue Einstellung in der Altenpflege nötig

ist, die sich weit mehr an den individuellen Bedürfnissen der Heimbewohner orientiert. Das bedeutet, daß Bewohner in Ruhe gelassen werden, noch selbständig entscheiden und handeln dürfen und daß ihr Verhalten nicht von vornherein als un-sinnig oder bösartig bezeichnet wird.
Pflegende, die eigenes Verhalten und eigene Erwartungen nicht reflektieren, können aggressives Verhalten provozieren. Die Protokolle zeigen, daß Angstgefühle der Bewohner nicht ernst genommen werden, daß der als ungezogen verurteilt, ermahnt oder bestraft wird, wer die Spielregeln der Pflege nicht einhält. Die Autoren fordern, daß sich Pflegende von eingefahrenen Sichtweisen lösen, um einen Zugang in die »ver-rückte« Welt der Verwirrten zu finden. In der Zwischenbilanz wird überzeugend begründet, daß die überlasteten Pflegenden Praxisbegleitung brauchen, um immer neu in Distanz die eigenen Wertvorstellungen von »ordentlich« oder »abstoßend« zu reflektieren, non-verbale Signale genau zu beobachten, sich gefühlsmäßig in die Lage des Verwirrten zu versetzen und sich zu fragen, warum und wozu dieser Verwirrte jetzt so handelt, um kompromißfähig in gleichberechtigtem Umgang zu werden, sich als Anwalt für den Kranken einzusetzen und geragogisch seine Entwicklungsmöglichkeiten zu erkunden und zu fördern. Praxisbegleitung bewahrt die Pflegenden vor einem burnout, weil sie anleitet, eigene Gefühle zu berücksichtigen.
Dieses Buch stellt den ganzen alten Menschen und nicht nur das Symptom Verwirrtheit und seine Behandlung in den Mittelpunkt. Es regt an, Entwicklungsmöglichkeiten des Kranken zu sehen, seine Gefühle wie z. B. Angst ernst zu nehmen, d. h. auch den geistig verwirrten Menschen als Person zu achten, ihn spüren zu lassen, daß er in Ruhe »verrückt« werden darf. Das Buch ermutigt zum Umdenken, zum geragogischen Handeln, das bisher nur für Nichtverwirrte galt.

Professor Dr. Erich Grond

Einführung

In einem Bericht des Kuratoriums Deutsche Altenhilfe heißt es, daß in wenigen Jahren mehr als eine Million Menschen schwer dementiell erkrankt sein werden.
Man schätzt, daß etwa 20–25 Prozent aller über 80jährigen in unserem Land den Verstand verlieren. Die Alten- und Pflegeheime werden heute bereits überwiegend mit verwirrten alten Menschen belegt.
Fügt man zu diesen statistischen Aussagen die Tatsache der hohen Lebenserwartung hinzu, dann ist die Aussicht, selbst ein hohes Alter zu erreichen und möglicherweise den Verstand zu verlieren, wenig erfreulich.
Fragt man alte Menschen, dann erfährt man, daß sie fast ausnahmslos die Sorge haben, mit zunehmendem Alter nicht mehr Herr ihrer Sinne zu sein. Von allen Gebrechen im Alter fürchten sie am meisten, den Verstand zu verlieren und verrückt zu werden.
Ein Mittel gegen die seelisch-geistigen Veränderungen ist bisher noch nicht gefunden. So bleibt für die jetzt und zukünftig Alten nur eine Möglichkeit, den Gedanken an einen geistigen Abbau nicht zum Alptraum werden zu lassen. Man müßte die Zuversicht haben können, in Ruhe den Verstand verlieren zu dürfen, und man müßte in dem Gefühl leben können, daß die »normalen« Menschen einen auch als Mensch behandeln werden, wenn man in eine andere Welt ver-rückt ist. Noch ist es sicherlich ein Traum sich vorzustellen, daß es vom Verkehr befreite Städte gibt, durch die man als verwirrter alter Mensch ohne Gefährdung laufen kann und in denen man auf gelassene Mitmenschen trifft, die nicht hilflos und aufgeschreckt nach der Polizei rufen, wenn sie einem Verwirrten begegnen.
Aussichtsreicher ist dagegen die Hoffnung, daß sich die Pflege verwirrter alter Menschen, die in der Regel in Familien und Altenheimen versteckt werden, in absehbarer Zeit ändert. Noch immer haben pflegebedürftige alte Menschen unter dem Unverständnis ihrer Pflegerinnen zu leiden. Die Angst der Alten, den Verstand zu verlieren und danach wie ein verrückter und nicht wie ein in

eine andere Welt ver-rückter Mensch behandelt zu werden, ist, so zeigt die Praxis der Altenpflege, mehr als gerechtfertigt.
Die Autoren hoffen mit ihrem fiktiven Tagebuch und ihrem realen Bericht über die Wirklichkeit der Pflege alter Menschen bei dem Leser Verständnis für die Ver-rückten zu gewinnen.
Vielleicht wird der eine oder andere Leser, der sich wünscht, in Ruhe ver-rückt werden zu dürfen, mithelfen, die politischen, strukturellen und personellen Bedingungen der Versorgung alter Menschen zu verbessern.

Erich Schützendorf
Tönisvorst, im November 1990

Helmut Wallrafen-Dreisow
Aachen, im November 1990

Das Tagebuch des Josef Weiers

Vorgeschichte

Nach dem Tod seiner Frau Elisabeth lebt der 72jährige ehemalige kaufmännische Angestellte Josef Weiers nun schon seit acht Monaten allein in der Wohnung, die er 35 Jahre mit seiner Frau und seinen beiden Söhnen Hans und Otto bewohnte. Auf Drängen seiner Söhne – die beide nicht in unmittelbarer Nähe ihres Vaters leben – hat er sich dazu entschlossen, in das städtische Altenheim von Neuberg zu ziehen, in dessen Nähe sein Sohn Hans lebt.

Eintragung in die Verwaltungsakte

Anmeldung zur Heimaufnahme im Altenheim »Haus Sonnenschein«

1. Zuname:	Weiers
2. Vorname:	Josef
3. Wohnort:	1156 Frankenweiler
Straße:	Mozartstr. 8
4. Zur Zeit in welchem Krankenhaus:	./.
5. Geburtsdatum:	28. 5. 1909
6. Familienstand:	verwitwet
Konfession:	kath.
Nationalität:	deutsch
7. Letzte Eheschließung am:	./.
8. erlernter Beruf:	kaufmännischer Angestellter
9. Beruf des Ehepartners:	./.
10. Angehörige:	Hans Weiers, Bergstr. 4 3400 Neuberg Otto Weiers, Dorfstr. 131 4133 Weisdorf
11. Vormund oder Pfleger:	./.
12. Krankenkasse:	Ersatzkasse
Versicherungsverhältnis:	»R«
13. Name des Versicherten:	Mitglied. Nr.:
14. Name des Hausarztes:	Dr. Aretz 1156 Frankenweiler

15.	Wer veranlaßte die Aufnahme?:	Kinder
16.	Für wann wird die Aufname gewünscht?:	7.2.
17.	Wer ist der Kostenträger?:	Selbstzahler
18.	Gewünschte Unterbringung:	Einzelz./Doppelz./Pflegest.
19.	Ist Diät notwendig?	./.

20. Aus welchen Gründen wird jetzt die Aufnahme gewünscht?
    Lebt allein; der Sohn möchte den Vater in seiner Nähe haben.

Eintragung ins Heimbuch

Neben den verschiedenen Eintragungen, die die Medikamentenausgabe, den Heimausgang und anderes mehr betreffen, ist zu lesen:
Montag, 7. 2. Heute ist Josef Weiers von seinen Söhnen gebracht worden. Er hat einige Möbelstücke mitgebracht und Zimmer A 203 bezogen.

Eintragung der Oberschwester

Montag, 7.2. Josef Weiers ist auf Zimmer A 203 eingezogen. Die Söhne haben die Unterlagen des Hausarztes mitgebracht. Zur Zeit keine Medikamente nötig, Termin mit der Amtsärztin muß festgelegt werden.

Das Tagebuch

Mittwoch, 9. Februar

Jetzt bin ich schon zwei Tage im Haus Sonnenschein. Auch hier werde ich weiter Tagebuch führen, wie ich es seit Elisabeths Tod getan habe.

Hans kommt noch jeden Tag.

Donnerstag, 10. Februar

Habe jetzt doch schon einiges erlebt und versuche, mich noch einmal an die ersten Tage zu erinnern.

Am Montag brachte Hans mich ins Heim. Außer meinem Fernsehsessel, der alten Standuhr und einigen Bildern habe ich alles zu Hause gelassen. Es ist wohl besser so, daß ich nicht zuviel von den gewohnten Sachen um mich habe. Hans und Otto wollen die Gegenstände verkaufen. In meinem Zimmer – ich wohne im zweiten Stock, Zimmer A 203 – stand zur Begrüßung ein Blumenstrauß, und daneben lag die Heimordnung. Die lese ich aber erst später, wenn ich mich etwas eingewöhnt habe.

Nachdem Hans gegangen war, habe ich mich erst einmal hingesetzt und mich in meinem Zimmer umgesehen. Ein Bett, ein Tisch, eine Anrichte, ein Regal an der Wand und ein Kleiderschrank, das ist es schon. 16 qm groß, wie mir der Heimleiter Herr Hermanns sagte. Mit meinem Sessel und der Standuhr ist das Zimmer schon voll, aber jetzt brauche ich ja auch nicht mehr. Zu meinem Zimmer gehört auch noch ein kleiner Waschraum mit einer Toilette und einem Waschbecken. Meine Sommermäntel könnte ich im Kleiderkeller unterbringen, sagte mir Herr Hermanns. Peter, ein Zivildienstleistender, würde mir schon helfen. Ach ja, dann bin ich noch versehentlich an den Klingelknopf gekommen, und plötzlich stand eine Schwester vor mir und sagte: »Sie haben geklingelt?« Ich wußte gar nicht, was ich sagen wollte.

Schwester Ina – so heißt die Schwester – hat mir die Bedeutung und Anwendung der Klingelanlage genau erklärt und versicherte mir, ich könnte Tag und Nacht klingeln, wenn ich Hilfe bräuchte. Angst hatte ich ja vor dem ersten Gang in den gemeinsamen Eß-

saal, aber so schlimm war es dann doch nicht. Der Eßsaal liegt im ersten Stock, und ich brauche von meinem Zimmer aus nur in den Aufzug zu steigen und eine Etage tiefer zu fahren, dann bin ich schon da. Vor dem Eßsaal hängt ein Speiseplan, auf dem die Mahlzeiten einer Woche aufgeführt sind. Wie mir Oberschwester Käthe erzählte, essen 64 Heimbewohner im Eßsaal. Die Heimleitung sieht es gerne, wenn man im Eßsaal und nicht alleine in seinem Zimmer ißt. Oberschwester Käthe stellte mich dann auch den anderen Heimbewohnern vor und zeigte mir meinen Sitzplatz. Frau Peikert, Herr Cremer und Herr Mattes heißen meine Tischnachbarn.
Heute morgen wurde ich dann zu Frau Offergeld, der Verwaltungsangestellten, gerufen. Sie gab mir einige Unterlagen für Hans und Otto mit, und ich habe schon einige Befreiungsanträge wie z. B. für Rundfunk- und Fernsehgebühren und Rezepte unterschrieben. In den nächsten Tagen soll ich noch einmal zu Frau Offergeld kommen. Nach der Untersuchung durch die Amtsärztin kann sie mir die genauen Heimunterbringungskosten errechnen, da sie dann meine Pflegestufe kennt. Heute nachmittag habe ich meinen ersten Spaziergang gemacht.

Freitag, 11. Februar
Habe mich heute vormittag mal eine Stunde zu den Heimbewohnern in die Eingangshalle gesetzt. Dort saßen sicherlich 15 Leute und hörten auf die viel zu laute Musik, die Herr Petschke, der Pförtner, auflegt. Herr Petschke scheint hier ein wichtiger Mann zu sein, obwohl er auch Heimbewohner ist.
Ansonsten habe ich noch einige Sachen um- und eingeräumt. Die letzten Bilder hängen jetzt auch an der Wand. Auf dem Weg zum Nachmittagskaffee habe ich wieder Schwester Ina getroffen. Sie hat mich gefragt, ob ich mich schon eingewöhnt hätte. Als ich nur lachte, merkte sie wohl, daß die Frage etwas komisch war.
Hans war heute nicht da, hat dafür aber angerufen und mich zum Wochenende zu sich nach Hause eingeladen.

Sonntag, 13. Februar
Das Wochenende bei Hans war ganz nett. Alle haben sich furchtbar um mich bemüht. Selbst Otto hat aus Weisdorf angerufen und sich nach meinem Befinden erkundigt. Früher hat er sich wochenlang nicht gemeldet. Hans betonte noch einmal, wie gut ich doch

jetzt untergebracht sei. Als ich zurück nach Haus Sonnenschein kam, gab es den ersten Ärger. Herr Petschke, der Pförtner, war böse, weil ich mich nicht abgemeldet hatte, und keiner wußte, wo ich war. Ich versprach Besserung, obwohl mir die Art und Weise seiner Kritik überhaupt nicht gefiel. Ich muß jetzt wohl unbedingt die Heimordnung lesen.

Montag, 14. Februar

Viel Besuch! Zuerst kam Oberschwester Käthe, erkundigte sich nach meinem Befinden, wie ich mich eingelebt hätte usw. Sie sagte, am Mittwoch käme die Amtsärztin vom Kreis. Ich soll um 9.00 Uhr in ihrem Zimmer neben der Pflegestation sein. Von der amtsärztlichen Untersuchung sei meine Einstufung in die Pflegestufen abhängig. Wenn ich sie richtig verstanden habe, sind in Pflegestufe 3 alle bettlägerigen Heimbewohner und diejenigen eingeteilt, die regelmäßige Hilfe brauchen. In Pflegestufe 2 die weniger pflegebedürftigen und in Pflegestufe 1 alle, die ohne Hilfe auskommen. Das Ganze hat auch etwas mit den Heimunterbringungskosten zu tun, aber das will mir Frau Offergeld noch näher erklären.

Nach der Oberschwester kam Peter. Peter ist Zivildienstleistender und, wie er selbst sagte, Animateur im Haus. 59 Aktivierungsmöglichkeiten bieten sich dem Heimbewohner. Ich war beeindruckt von diesen vielen Angeboten, sagte Peter aber, daß ich eigentlich noch gar nicht soviel von diesen Angeboten mitbekommen hätte. Der Einwand schien ihm zu gefallen, da er mir sagte, es wären ihm auch zu viele Angebote, da er zum einen kaum Zeit hätte, alle Angebote in der richtigen Form zu präsentieren, und zum anderen natürlich auch wenig Zeit bliebe, die Heimbewohner zu aktivieren. Zu Gesprächen hätte er leider viel zu selten Zeit. Er mußte auch schon bald wieder weg, aber nicht, ohne mir vorher zu versprechen, morgen mit mir durchs ganze Haus zu gehen und alles zu erklären.

Nach dem Abendessen blieben Frau Peikert, Herr Mattes und ich noch am Tisch sitzen und haben uns unterhalten. Hoffentlich ist das öfter möglich.

Dienstag, 15. Februar

Heute vormittag bin ich auf meinem Zimmer geblieben und habe in aller Ruhe die Tageszeitung gelesen. So gegen 10.00 Uhr kam

dann Frau Daubach ins Zimmer, saugte den Teppich und wischte auf dem Regal, der Anrichte etc. Staub. Als auch noch Frau Mühlenbeck kam, war das Zimmer voll. Frau Mühlenbeck ist die Hausschwester und bezieht auf den Wohnstationen die Betten, hilft beim Baden – falls erwünscht –, holt freitags die schmutzige Wäsche ab und ist so etwas wie »der gute Geist« der Wohnstation, wie mir Herr Mattes bei Tisch sagte.
Nach 15 Minuten war der Spuk aber schon wieder vorbei, und ich saß allein in meinem Zimmer. Ich komm mir vor wie in einem Hotel, alles wird für mich erledigt! Beim Mittagessen gab es Gemüseeintopf mit Mettwurst. Lecker, fast so gut wie Elisabeth immer zu Hause gekocht hat. Anschließend habe ich mich etwas hingelegt.
Pünktlich um 14.00 Uhr kam Peter und zeigte mir, wie versprochen, das Heim. Sieht ja alles ganz schön aus, aber vor allem die Situation auf der Pflegestation hat mich sehr bedrückt. Alle Türen zu den Doppelzimmern standen auf, und vor dem Schwesternzimmer saßen drei ältere Damen in sich zusammengesunken auf Stühlen. Peter meinte, die Frauen säßen sehr oft dort und wären verwirrt. Vor der Arbeit mit Verwirrten habe er große Angst, weil er nicht weiß, wie er auf sie reagieren soll. Eine der Frauen will z. B. immer ihren Sohn vom Kindergarten abholen, der aber schon längst als erwachsener Mann gestorben ist. Wie soll man reagieren? Sagen, daß der Sohn längst tot ist? Sie in ihrem Glauben lassen? Oder, wie Peter beklagte, sie wieder mit Medikamenten ruhigstellen. Der Gedanke, mir könne es einmal ähnlich gehen, bereitet mir – je länger ich darüber nachdenke – immer mehr Angst. Ich muß mir die Station noch einmal in Ruhe ansehen.

Mittwoch, 16. Februar
Nach dem Frühstück mußte ich zur amtsärztlichen Untersuchung. Außer mir saßen noch eine Dame und zwei Herren vor dem Oberschwesterzimmer, die alle ebenfalls untersucht wurden. Ich kam als zweiter dran und wurde im Untersuchungszimmer von der Oberschwester und der Amtsärztin begrüßt. Nach zahlreichen Fragen zu meiner Person, dem Blutdruckmessen, verschiedenen Reaktionstests etc. konnte ich wieder gehen. Wie mir die Amtsärztin beim Rausgehen noch sagte, werde ich in die Pflegestufe 1 eingestuft. Schwester Ina, die ich mit frischen Bettbezügen in der

Hand vor dem Schwesternzimmer traf, bat ich, mir doch irgendwann mal Näheres über den Aufbau der Pflegestation zu erzählen, nachdem ich ihr von meinem gestrigen Besuch dort berichtete.

Donnerstag, 17. Februar
Heute morgen war ich mit dem Heimbus einkaufen, es war sehr anstrengend. Neuberg mit seinen 200 000 Einwohnern besitzt im Zentrum zwei Geschäftsstraßen, und so mußte ich ganz schön laufen, bevor ich alles besorgt hatte. Trotzdem gefiel mir der erste Ausflug aus dem Heim ganz gut. Es war mal wieder angenehm, etwas Hektik zu verspüren und zahlreiche Menschen in den Straßen zu treffen. Da ich so viel zu erledigen hatte, war ich einer der letzten, der im Treffpunkt, der Gaststätte Schloßwinkel, eintraf. Für ein Bier mit Herrn Mattes und Herrn Klein, den ich bis dahin noch nicht kannte, reichte es aber noch. Um halb zwölf waren wir wieder im Haus Sonnenschein.

Sonntag, 20. Februar
Nachdem Otto am Samstag kurz angerufen hatte, war er heute mit seiner Familie zu Besuch. Ich habe ihnen kurz das Haus gezeigt, bevor wir zu Hans gefahren sind. Sonja, Hans' Frau, hatte für uns und die Enkelkinder Kaffee und Kuchen vorbereitet. Mir schien es, als wenn keiner meiner Kinder sich zu fragen traute, wie es mir denn so nach fast zwei Wochen im Heim geht. Nur die Enkelkinder fragten nach dem Essen und anderen Dingen, für die sich Kinder halt interessieren. Ostern, sagte Otto, würde er mich holen kommen, und wir würden für vier Tage zu ihm nach Weisdorf fahren, wenn ich wollte.

Mittwoch, 23. Februar
Es hat sich nicht viel getan in den letzten Tagen. Einige kurze Gespräche mit anderen Heimbewohnern und ein Guten Tag mit dem Personal gewechselt, sonst nichts.
Heute nachmittag war ich einmal im Seniorentreff. Nicht, um mir Getränke zu kaufen, sondern um hier vielleicht mit anderen ins Gespräch zu kommen. Aber es waren außer dem Wirt, Herrn Krings, nur noch zwei Gäste da. Herr Krings, ebenfalls ein Heimbewohner, meinte, daß früher mehr los gewesen wäre. Viele Bewohner, die anfangs regelmäßig gekommen wären, lägen jetzt auf

der Pflegestation oder wären verwirrt, so daß man nicht mehr normal mit ihnen reden könnte. Was heißt eigentlich normal?

Freitag, 25. Februar
Ich bin noch ziemlich aufgeregt. Nach einem langweiligen Tag sitze ich jetzt in meinem Zimmer und habe mir die Heimordnung durchgelesen. Mit einigem, was darin steht, bin ich aber überhaupt nicht einverstanden, und ich muß unbedingt mit Herrn Hermanns darüber reden. Schon der Anfang! Dort heißt es: »Mißverständnisse und Zwistigkeiten sollen vermieden werden.« Warum? Über Formen der Auseinandersetzung darf man vielleicht Empfehlungen äußern, aber die Auseinandersetzung per Heimordnung vermeiden helfen? »Beschwerden richten sie bitte an die Heimleitung«. Ich bin zwar erst drei Wochen hier, aber ich habe schon gemerkt, daß Herr Hermanns sehr wenig Zeit für uns Heimbewohner hat. Da rede ich lieber mit Peter oder Schwester Ina über meine Probleme. Die treff' ich wenigstens ab und zu.
»Zu den gemeinsam eingenommenen Mahlzeiten bitten wir um pünktliches Erscheinen.« Sind das Formulierungen, die in eine Heimordnung gehören? »Um unseren Mitarbeitern in Küche und Speisesaal eine geregelte Arbeitszeit zu ermöglichen, müssen für unsere Mahlzeiten feste Zeiten vorgesehen werden.« Festliegende Arbeitszeiten gibt es auch anderswo, aber wer legt die Essenszeiten fest? Daß die Mitarbeiter gerne früh zu ihrer Familie möchten, ist verständlich, aber nicht unbedingt das Maß aller Dinge. Wenn die Heimbewohner bereits eine Viertelstunde vor dem Mittagessen z. B. im Flur warten, weil sie per Heimordnung freundlich aufgefordert werden, entsteht leicht der Eindruck bei den Mitarbeitern, daß es ihnen doch egal ist, wann sie essen, da sie doch immer viel zu früh vor der Tür stehen.
Mein Streitpunkt mit Herrn Petschke, die Abmeldepflicht, steht auch noch in der Heimordnung. Warum habe ich diese Heimordnung nicht vor meinem Einzug ins Heim gesehen? Ich bin sehr geknickt und würde jetzt noch gerne mit jemandem über diese Heimordnung reden, aber mit wem?

Montag, 28. Februar
Nach der Putzfrau kam völlig unerwartet auch noch Schwester Ina zu mir. Sie hatte im zweiten Stock zu tun und wollte mal reinschauen, sagte sie. Ich erinnerte sie noch einmal daran, daß ich

gerne mehr über die Pflegestation wüßte, und sie versprach mir, nächste Woche, wenn sie Spätdienst hätte, in der Kaffeepause mit mir über die Pflege zu reden.
Nach dem Mittagsschlaf war ich bei Frau Offergeld, da Hans mir einige Unterlagen für sie geschickt hat. Sie erklärte mir ausführlich, wie sich die Kosten der Heimunterbringung für mich zusammensetzen und wieviel mir von meiner Rente noch überbleibt. An und für sich würde ich von den 1850 DM Rente nicht mehr viel ausgezahlt bekommen; da Hans und Otto mir aber noch Geld zukommen lassen, bekomme ich noch 340 DM monatlich ausbezahlt. Käme ich aber in eine andere Pflegestufe, würde deren Unterstützung auch nicht mehr ausreichen, und ich wäre Sozialhilfeempfänger. Das heißt, ich müßte dann von 180 DM Taschengeld leben. Ich habe mir deshalb vorgenommen, jetzt genau Buch zu führen, was ich alles in einem Monat kaufe. Ich bin ja mal gespannt, ob das weniger als 180 DM sind. Ist schon ein komisches Gefühl, daran zu denken, daß man trotz guter Rente wohl irgendwann mal Sozialhilfeempfänger wird. Beim Abschließen seines Büros traf ich noch Herrn Hermanns und vereinbarte mit ihm einen Termin für morgen früh.

Dienstag, 1. März
Heute vormittag habe ich mit Herrn Hermanns gesprochen. Ich bin leider nicht viel schlauer als vorher. Er hat mir viel von Ordnung und Verständnis erzählt, nur nichts von dem Verständnis, das man uns älteren Menschen gebenüber aufbringen sollte. Dann mußte er auch noch mehrere Telefonate beanworten, so daß wir immer wieder unterbrochen wurden und ich bald keine Lust mehr hatte, mit ihm zu reden. Dies schien ihm aber ganz recht zu sein. Er wollte mich wohl aber nicht direkt gehen lassen und erklärte mir die Personalschlüssel-Zeichnung an seiner Bürowand. Immerhin weiß ich jetzt, daß über 60 Angestellte bzw. Beschäftigte im Haus Sonnenschein für 119 Heimbewohner arbeiten.
Beim Mittagessen, es gab übrigens Spiegelei mit Speck und Kartoffelplätzchen, sprachen wir durch Zufall über Gesellschaftsspiele, und dabei stellte sich heraus, daß Frau Peikert eine leidenschaftliche Schachspielerin ist. Da ich selbst auch sehr gerne Schach spiele, haben wir uns morgen nachmittag im Fernsehraum verabredet.

Mittwoch, 2. März
Habe mir einige Flaschen Saft und Bier im Seniorentreff gekauft. Morgens ist dort immer viel los. Eine Schwester holt dann immer für alle Patienten der Pflegestation Getränke, aber sie lassen einen freundlicherweise vor, da deren Bestellung länger dauert. Ansonsten kauft sich halt jeder so, was er braucht. Heute war auch deshalb besonders viel los, weil zu Anfang des Monats im Seniorentreff das Taschengeld für die Heimbewohner ausgezahlt wird, deren Rente für die Unterbringungskosten nicht ausreicht und die deshalb vom Sozialamt unterstützt werden. Circa 85 Prozent aller Heimbewohner von Haus Sonnenschein bekommen Taschengeld. Wer kann auch schon Heimunterbringungskosten von zum Teil über 3500 DM selbst bezahlen?
Beim Schachspiel habe ich gegen Frau Peikert zweimal verloren. Wie sich herausstellte, hat sie früher im Schachverein gespielt.

Freitag, 4. März
Mußte heute morgen zwangsweise mein Zimmer räumen, da Frau Mühlenbeck das Bett auswusch und frisch bezog. Alle 14 Tage passiert das normalerweise. Bei einigen Heimbewohnern müssen die Betten allerdings häufiger bezogen werden.
Beim Mittagessen hatte ich ein bedrückendes Erlebnis. Einer unserer Mitbewohner, der nach Meinung der anderen nicht mehr alle Sinne beisammen hat, legte in schöner Regelmäßigkeit kleingekautes Fleisch wieder zurück auf den Tellerrand. Da ich mit dem Rücken zu ihm sitze, habe ich den Vorgang überhaupt nicht mitbekommen. Erst als lautstarker Protest wie: Unverschämtheit, Sauerei, der gehört nicht in den Eßsaal! einsetzte, wurde ich auf die Situation aufmerksam. Die Küchenhilfe reagierte auch nicht gerade glücklich, als sie in ihrer Not, handeln zu müssen, auch noch mit dem Herrn schimpfte und ihn schließlich aus dem Eßsaal brachte. Daß einige dabei auch noch klatschten, finde ich sehr gemein.

Donnerstag, 10. März
Ich habe mir beim Einkauf in Neuberg ein Schachspiel gekauft. Ich hoffe, daß Frau Peikert nichts dagegen hat, wenn wir ab jetzt bei ihr oder mir Schach spielen, da die Ablenkung im Fernsehraum ziemlich groß ist.

Freitag, 11. März
Herr Cremer ist heute mit dem Krankenwagen ins Krankenhaus gebracht worden, nachdem er schon zwei Tage nicht mehr im Eßsaal war. Er habe es mit dem Herzen, sagte mir Frau Mühlenbeck. Frau Peikert fand die Idee mit dem Schachspiel auf ihrem oder meinem Zimmer sehr gut. Obwohl sie es nie gesagt hat, schien es ihr im Fernsehraum wohl auch ab und zu zu laut gewesen zu sein. Überrascht hat mich allerdings ihre Äußerung, daß es ihr auch lieber wäre, wenn uns nicht jeder beim Schachspielen sieht. Ich muß sie noch einmal fragen, wie sie das gemeint hat. Wir haben heute das erste Mal bei mir Schach gepielt, und der »Heimvorteil« hat mir zum ersten Sieg verholfen.

Montag, 14. März
Mit Herrn Mattes fuhr ich heute vormittag mit dem Taxi Herrn Cremer besuchen. So schlecht sah er gar nicht aus, und er fühlte sich wohl auch nicht so. Er sagte, er müsse noch einige Tage zur Beobachtung im Krankenhaus bleiben, rechne aber damit, in einer Woche wieder in Haus Sonnenschein zu sein. Wir hatten ihm etwas zu trinken mitgebracht, was aber wohl bei der Anzahl der Flaschen, die auf seinem Nachttisch standen, nicht ganz das richtige war. Er erzählte uns, daß am Freitag Frau Mühlenbeck zu Besuch war. Sie fährt einmal in der Woche alle Heimbewohner besuchen, die im Krankenhaus liegen. Sie bringt ihnen frische Wäsche mit und nimmt die schmutzige mit ins Heim.

Freitag, 18. März
Drei Tage bin ich in meinem Zimmer geblieben, da ich etwas erkältet war. Vielleicht habe ich mir am Montag bei der Taxifahrt Zugluft geholt? Es war schon ein komisches Gefühl, den ganzen Tag im Bett zu liegen. Herr Mattes war zwar zweimal zu Besuch, aber das waren auch nur Stunden. Frau Peikert war leider überhaupt nicht da. Ob das mit ihren Äußerungen vom Wochenende zusammenhängt? Ein Lehrmädchen aus der Küche brachte mir das Essen aufs Zimmer, sagte Guten Appetit und war wieder weg. Wie ich aus dem Bett kam und ob es mir auch geschmeckt hat, schien keinen weiter zu interessieren. Ganz abgesehen davon, daß beim Essen die Auswahl wesentlich geringer war als im Eßsaal. Ich habe es schon fast als Bestrafung empfunden, krank zu sein. Elisabeth hat mich früher ganz besonders verwöhnt, wenn ich krank war.

Peter, der mich auch besuchte, sagte – darauf angesprochen –, daß dies leider häufig vorkäme, da die wenigsten Mitarbeiter – gerade in der Küche – auf den Umgang mit älteren Menschen vorbereitet würden. Er meinte damit die fehlende Hilfestellung von seiten der Heimleitung für die Mitarbeiter. Als Beispiel nannte er die Möglichkeit, regelmäßige Treffen aller Mitarbeiter anzubieten, bei denen dann auch über die Betreuung der Heimbewohner gesprochen werden kann. Die meisten Mitarbeiter des Küchenpersonals wüßten eben nicht, wie wichtig es für einen Kranken ist, nicht nur das Essen hingestellt zu bekommen. Resignierend fügte er hinzu, daß die selten stattfindenden Betriebsversammlungen weder ausreichen noch überhaupt die Problematik des Umgangs mit älteren Menschen beinhalten würden.
Ich denke mir auch, daß es meistens sicherlich keine böse Absicht ist, wenn sich die Mitarbeiter uns gegenüber oberflächlich benehmen. Aber gerade deshalb müßte neuen Mitarbeitern die Möglichkeit gegeben werden, durch erfahrene Mitarbeiter über die Wünsche, Eigenarten, Wehwehchen etc. älterer Menschen informiert zu werden. Ich habe dem Lehrmädchen ja auch nicht gesagt, was mich an ihrem Verhalten stört. Wir Heimbewohner müssen auch lernen, ohne Angst unsere Wünsche zu nennen und gegebenenfalls unsere Interessen durchzusetzen.

Montag, 21. März
Schwester Ina war heute da. Da sie letzte Woche doch nicht kommen konnte, ist sie heute morgen extra aus Neuberg gekommen. Wir haben uns dann fast zwei Stunden unterhalten, und ich will versuchen, einige für mich wichtige Punkte des Gesprächs aufzuschreiben.
Die meiste Zeit redeten wir über die Mitarbeiter der Pflegestation. Schwester Ina ist der Meinung, nicht über, sondern mit den älteren Menschen auf der Pflegestation müsse geredet werden, und das ginge ziemlich schlecht, da morgens die meiste Arbeit auf der Pflegestation sei. Sie selbst arbeitet schon zwei Jahre auf der Pflegestation. Außer Schwester Ina kenne ich vom Pflegepersonal eigentlich nur noch die Oberschwester.
Die Arbeit – fuhr sie fort – würde ihr nicht mehr soviel Spaß wie am Anfang machen. Am Anfang hätte sie keine Ahnung gehabt und vieles gut gefunden, was sie heute viel kritischer sehe. Am meisten würde sie die fehlende Zeit für die Heimbewohner und das Kon-

kurrenzdenken der Mitarbeiter untereinander stören. In eineinhalb Stunden müsse sie meistens vier bis fünf Frauen waschen, teilweise auch anschließend anziehen, kämmen und ihnen helfen, die Zähne bzw. das Gebiß zu reinigen. Da dürfe schon nichts Außergewöhnliches passieren, sonst würde sie die Arbeit nicht vor dem Frühstück schaffen oder, was eben häufig genug vorkäme, die Leute würden nicht so gründlich oder nach dem Frühstück gewaschen. Der Gedanke, irgendwann einmal vielleicht erst um 10 Uhr gewaschen zu werden, gefiel mir gar nicht. Sie kenne auch Heime, sagte sie, da würden die Bewohner samstags nur im Gesicht gewaschen, da so wenig Personal da wäre, daß es einfach nicht anders ginge.
In der Ausbildung lerne man, wie man einen Bewohner zu waschen hat, wie man ihn motiviert, bestimmte Tätigkeiten, Zähneputzen, Hemdenknöpfen, Kämmen etc. noch selbst zu probieren oder zumindest dabei mitzuhelfen, aber in der Praxis sehe alles ganz anders aus. Fast völlig unzureichend seien die Kenntnisse über die psychischen Veränderungen im Alter. Die Versorgung orientiere sich fast ausschließlich an körperlichen Veränderungen. Es müsse zu diesem Themenbereich auch viel zu wenig Fort- und Weiterbildungsangebote geben. Längst nicht alle Kolleginnen und Kollegen wüßten die Wichtigkeit von Gesprächen mit den Bewohnern richtig einzuschätzen, und dies führe zu Konkurrenzverhalten nach dem Motto: Die redet mit den Leuten, und ich kann die Naßzelle putzen. Jede Schicht sei darum bemüht, vor der Oberschwester und dem Heimleiter zu glänzen. Gemeinsamer Protest wegen Stellenstreichungen, mangelnde Möglichkeiten der Zuwendung zu den Patienten, so etwas gäbe es nicht.
Wenn ich mir jetzt beim Schreiben die ganze Sache noch einmal durch den Kopf gehen lasse, dann habe ich Angst, auf die Pflegestation zu kommen. Hier auf der Wohnstation habe ich schon sehr wenig Kontakt zu meinen Mitbewohnern. Wie wird das dann erst auf der Pflegestation?
Was geschieht mit mir, wenn ich verwirrt sein sollte? Wer kümmert sich dann um mich und vor allen Dingen wie?

Mittwoch, 23. März
Heute haben Frau Peikert und ich bei ihr auf dem Zimmer Schach gespielt.
Ich habe mich in ihrem Zimmer sehr wohl gefühlt. Das liegt wohl

daran, daß sie es sehr gemütlich mit ihren eigenen Sachen ausgestattet hat. Ich hätte vielleicht doch mehr eigene Sachen mit ins Heim bringen sollen.

Freitag, 25. März
Herr Mattes hat mich heute nachmittag wieder bei meinem Spaziergang durch den Stadtwald begleitet. Wir sind auf die Idee gekommen, Peter zu bitten, doch ein Skatturnier auszuschreiben. Im Seniorentreff könnte man sehr gut ein solches Turnier durchführen.
Ich frage Herrn Mattes auch, ob er sich schon einmal Gedanken gemacht habe, irgendwann auf der Pflegestation zu liegen. Er schien sehr überrascht über meine Frage und antwortete auch nur sehr ausweichend, daß dies ja hoffentlich noch lange nicht der Fall sein werde.
Nachts wurde ich von lautem Klopfen an meiner Tür geweckt. Als ich nachsah, stand Frau Schäfer im Nachthemd vor der Tür. Sie wolle in ihr Zimmer, sagte sie mir. Ich konnte sie beruhigen und ihr klarmachen, daß ihre Zimmertür zwar genauso aussehe wie meine, aber vier Zimmer weiter links sei. Ich brachte sie dann bis zu ihrer Zimmertür, die noch aufstand. Trotz dieser Unterbrechung habe ich ganz gut geschlafen.

Dienstag, 29. März
Wie versprochen, sprach ich mit Schwester Ina über die Pflegestation, und sie zeigte sie mir nochmals. Die meisten Räume hatte ich zwar schon bei meiner Besichtigung mit Peter Anfang Februar gesehen, aber Schwester Ina wußte natürlich über mehr Einzelheiten zu berichten, zumal Peter und ich damals gerade zur Kaffeezeit kamen. Insgesamt besteht die Pflegestation aus 20 Räumen, von denen die meisten als Doppelzimmer genutzt werden. Wir setzten uns dann kurz in den kleinen Eßsaal, der direkt neben dem Oberschwesterzimmer liegt und in dem 16 Bewohner der Pflegestation ihr Mittagessen einnehmen können. Nachmittags ist nicht soviel zu tun, sagte Schwester Ina. Um 17.30 Uhr gibt es schon wieder Abendbrot, und da die meisten schon vorher ins Bett müssen, hat das Pflegepersonal doch nicht soviel Zeit, um sich mit den Bewohnern zu beschäftigen, zumal aus Zeitgründen einige Bewohner schon vor dem Abendbrot für die Nacht fertig gemacht werden.
Zum Schluß gingen wir noch in ein Doppelzimmer, und Schwester

Ina stellte mir Herrn Reul und Herrn Jacobs vor. Herr Jacobs schien sich über unseren Besuch zu freuen, denn er lachte und gab jedem von uns die Hand. Einige Fragen von Schwester Ina konnte oder wollte er nicht beantworten. Nachdem wir so fünf Minuten im Zimmer gestanden hatten, gingen wir wieder raus, da Schwester Ina wohl gemerkt hatte, daß mir die Situation unangenehm wurde. Draußen sagte sie mir noch, daß Herr Jacobs anfangs noch ansprechbar gewesen war, aber das würde in letzter Zeit auch immer seltener, da sich ja kaum jemand intensiv mit ihm befasse. Wie immer würde die Zeit fehlen. Zurück in meinem Zimmer, ließ ich mir den Nachmittag noch einmal durch den Kopf gehen.
Auch Schwester Ina hat ihre Probleme beim Umgang mit verwirrten Menschen. Wobei ich sie beim Umgang aber viel selbstbewußter erlebe als Peter. Meine Angst konnte mir aber auch Schwester Ina nicht nehmen. Die drei Frauen saßen auch wieder auf dem Flur, aus einem Zimmer schrie jemand ganz laut, und eine Bewohnerin putzte mit einem Staubtuch die Handläufe.

Mittwoch, 30. März
Nach dem Kaffee spielten Frau Peikert und ich bei mir Schach, und ich fragte sie endlich, was sie denn damit gemeint hätte, als sie letztens sagte: »Mir ist es lieber, wenn uns nicht alle beim Schachspielen sehen.« Sie antwortete darauf, daß hier im Haus der Tratsch weit verbreitet sei und sie es nicht gerne hätte, wenn man über sie erzählt, sie würde mit einem Herrn Schach spielen. Darauf fing ich an zu lachen und sagte, daß sie ja jetzt ab und zu Herrenbesuch empfangen würde. Sie schien verlegen zu werden, lachte dann aber mit. Vielleicht durch meine Stichelei angespornt, setzte sie mich heute zweimal hintereinander schachmatt.

Montag, 4. April
Gestern habe ich beim Schach schon wieder gegen Frau Peikert verloren. Ich werde mir noch ein Schachbuch kaufen müssen, um mein Spiel zu verbessern.

Dienstag, 5. April
Ich habe Herrn Jacobs auf der Pflegestation besucht. Er freute sich wieder sichtlich, konnte sich aber nicht an mich erinnern. Mir fiel überhaupt auf, daß er sich schlecht an Daten und Personen erinnern kann. Er kennt weder Schwester Ina noch andere Mitarbeiter

der Pflegestation, obwohl die ihn doch täglich waschen. Ich blieb nicht länger als zehn Minuten und versprach ihm, wiederzukommen.

Samstag, 9. April
Gestern und heute habe ich wieder Herrn Jacobs besucht. Heute konnte er sich sogar schon an meinen Namen erinnern, was mich sehr freute. Da er sehr wenig spricht, habe ich ihm einfach erzählt, was so alles um ihn herum im Haus passiert, und dies schien ihm auch zu gefallen. Ich weiß nicht, ob es Zuneigung oder Angst vor einer ähnlichen Situation ist, die mich bewegt, aber wenn irgendwie möglich, will ich ihn jetzt jeden Tag besuchen.

Sonntag, 10. April
Nach dem Schachspiel habe ich mich lange mit Frau Peikert über ihre und meine Jugend bzw. Ehe unterhalten. Ich merke doch immer wieder, daß ich Elisabeths Tod noch nicht überwunden habe. Über 40 Jahre Zusammenleben vergißt man auch im Altenheim nicht in zehn Monaten. Bei Frau Peikert sieht das alles anders aus. Ihr Mann ist schon vor 18 Jahren gestorben, und da sie aus Neuberg stammt, war für sie klar, daß sie irgendwann einmal in ein Altenheim der Stadt zieht. Das ist jetzt schon sechs Jahre her. Man gewöhnt sich halt daran, sagt sie. Vor mir hat sie lange Zeit mit einer Frau Lorenz Schach gespielt. Sie ist aber vor einem Jahr gestorben.

Donnerstag, 14. April
Außer Montag war ich jeden Tag bei Herrn Jacobs. Ich glaube, er wartet schon auf meinen Besuch. Schwester Ina, die ich am Dienstag traf, findet meine Besuche toll, wie sie sich ausdrückte. Wir sprachen nochmals über den Umgang mit Verwirrten und stellten dabei fest, daß die Übergänge fließend sind. Was mir schon alles passiert ist, wenn das hier einer gesehen hätte, würden die mich hier wohl auch für verrückt erklären.

Sonntag, 24. April
Gestern habe ich mich wieder bei Herrn Jacobs zurückgemeldet. Ich habe ihm bestimmt eine halbe Stunde von meinen Eindrücken während der Feiertage erzählt. Er sagte auch kurz, daß er Besuch gehabt habe, aber auf meine Nachfrage antwortete er nicht. Herrn

Reul geht es immer schlechter. Dies bestätigte mir auch ein Pfleger, den ich darauf ansprach, als er die Trinkgläser bei Herrn Reul und Herrn Jacobs austauschte. Dabei fiel mir auf, daß er mit beiden nicht sprach. Ich hatte den Eindruck, daß er sie gar nicht wahrnahm. Überhaupt habe ich, seitdem ich öfter auf der Pflegestation bin, den Eindruck, daß das Personal auffällige Bewohner nicht besonders ernst nimmt. Ich höre z. B. kein Anklopfen an der Tür, wenn jemand in das Zimmer geht, das dem von Herrn Jacobs gegenüberliegt. Das Schlimmste habe ich aber heute erlebt, als zwei Schwestern in meinem Beisein neben dem Bett von Herrn Reul über ihn sprachen, ohne ihn in das Gespräch mit einzubeziehen. Er hat doch bestimmt jedes Wort verstanden.
Beim Schachspielen mit Frau Peikert habe ich jetzt schon zum sechsten Mal hintereinander verloren. Ihr macht es richtig Spaß, wenn ich völlig ratlos aufgebe oder wieder einmal schachmatt gesetzt worden bin. Ich werde jetzt heimlich üben.

Donnerstag, 28. April
Schon beim Frühstück wies Herr Petschke, der auch sonst Vorträge etc. ankündigt, darauf hin, daß am kommenden Montag ein neuer Heimbeirat gewählt werden müsse. Alle Interessenten, die in den Heimbeirat gewählt werden wollen, können sich noch bis übermorgen in die aushängenden Listen eintragen.
Seit gestern übe ich mit Herrn Jacobs das Datum des jeweiligen Tages, frage ihn, wie das Wetter ist, und ähnliches. Dabei bemühe ich mich, ihm alles genau zu erklären, so z. B. die Funktion des Springbrunnens im Innenhof des Altenheims, den er von seinem Zimmer aus sehen kann. Auf dem Flur bestätigte mir Stationsschwester Renate, die gerade Dienst hatte, daß Herr Jacobs viel aktiver sei, seitdem ich ihn so oft besuchen würde. Ich hatte allerdings schon keine Zeit mehr, sie zu fragen, was sie unter aktiv versteht, da sie in ein Zimmer gerufen wurde.

Sonntag, 1. Mai
Frau Peikert ging es heute wieder besser, nachdem sie Mittwoch nicht Schach spielen konnte. Wir machten aber nur ein Spiel, das ich endlich mal wieder gewann, und redeten dann über die morgige Heimbeiratswahl.
1975 trat das neue Heimgesetz in Kraft, mit dem die Bundesregierung versucht, mehr Selbstbestimmung zu schaffen. Mit dem Ge-

setz sollen ältere Menschen in Heimen vor skrupellosen Geschäftemachern geschützt werden und ihre Ansprüche auf genügend Personal zur Betreuung, geeignete Wohnräume etc. verwirklicht werden. Nach der Neuregelung vom Sommer 1990 sieht es jetzt so aus, daß ab sechs Heimbewohnern ein Heimbeirat zu wählen ist, dessen Größe sich nach der Anzahl der Heimbewohner richtet. Für den Fall, daß kein Heimbeirat gebildet werden kann, ist nach dieser Neuregelung die Wahl eines Heimfürsprechers zwingend vorgeschrieben.
Wie Frau Peikert weiter berichtete, ist es z. B. Aufgabe des Heimbeirates, Anregungen und Beschwerden entgegenzunehmen und die Heimleitung auf die Erledigung berechtigter Einwände zu drängen.
Frau Peikert wies auch darauf hin, daß der Heimbeirat in Haus Sonnenschein, allen voran die Heimbeiratsvorsitzende, mehr repräsentieren und sich bei der Heimleitung einschmeicheln würde, als die Interessen der Heimbewohner zu vertreten. Dies geht sogar so weit, daß kritische Personen denunziert werden. Frau Schmieder, die Heimbeiratsvorsitzende, die beim Essen am Tisch nebenan von mir sitzt, hat noch kein Wort mit mir gewechselt, da ich mit Frau Peikert am Tisch sitze und die beiden sich nicht leiden können. Auf meine Frage, wer sich denn dieses Jahr zur Wahl stellt, meinte Frau Peikert, daß sich kaum etwas am Stil des Beirats ändern wird, da außer Frau Schmieder alle Beiratsmitglieder wieder kandidieren.
Die Heimbeiratswahlen brachten leider das von Frau Peikert erwartete Resultat. Neuer Heimbeiratsvorsitzender ist jetzt Herr Petschke, ansonsten sind noch Frau Zaube, Herr Krings, Herr Klöcker und Herr Graaf im Beirat. Die meisten kenne ich zwar nur vom Sehen, aber meine Erfahrungen mit Herrn Petschke geben mir keinen Anlaß zu Optimismus.

Donnerstag, 5. Mai
Beim Einkaufen habe ich ein Buch von Ephraim Kishon mit zahlreichen Kurzgeschichten und einen Bildband über Neuberg gekauft. Ich will aus beiden Herrn Jacobs vorlesen.

Freitag, 6. Mai
Heute nachmittag war ich noch einmal bei Herrn Jacobs und habe ihm zum ersten Mal eine Kurzgeschichte vorgelesen. Ich glaube nicht, daß er sie verstanden hat, aber er versteht wesentlich mehr von dem, was ich ihm sage, als noch vor zwei Wochen. Das merke ich auch an seinen häufigen Fragen, die er jetzt stellt.

Sonntag, 8. Mai
Bin heute bei sehr gutem Wetter den ganzen Vormittag spazierengegangen. Der Schachnachmittag mit Frau Peikert ist ausgefallen, da ich mich mit ihr unterhalten habe, um sie zu beruhigen. Als ich – wie immer – nach dem Kaffee zu ihr ging und an ihre Zimmertür klopfte, hörte ich sie schon weinen. Als sie mich hereinbat, fragte ich sie direkt, was ihr denn fehle, worauf sie lange Zeit gar nichts sagte. Ich versuchte sie zu beruhigen, hielt ihre Hand und redete ihr zu. Als es ihr etwas besser ging, erzählte sie mir, daß es darum ging, worüber wir vor ein, zwei Wochen schon einmal gesprochen hätten. Da ich nicht mehr wußte, was sie meinte, fragte ich nochmals nach, und sie antwortete, daß sie nach dem Mittagessen Schwester Renate – die Stationsschwester von Schwester Inas Schicht – aufgesucht hätte, weil sie gerne gewußt hätte, wie hoch ihr Blutdruck ist. Dabei sei sie am Zimmer von Frau Schmieder vorbeigekommen, die sich gerade mit einigen anderen Heimbewohnern unterhielt. Sie sei noch keinen Meter an Frau Schmieder vorbeigewesen, da hätte sie hinter sich hören müssen: »Da geht die Peikert, wie fein sie heute wieder angezogen ist, sie bekommt sicher gleich wieder Herrenbesuch.« Dieser Satz und das hämische Gekicher hätten ihr sehr weh getan.
Ich versuchte sie zu beruhigen, indem ich sagte, daß wir beide wüßten, warum wir uns regelmäßig treffen würden, und daß die Äußerungen von Frau Schmieder und sicherlich auch von einigen anderen Heimbewohnern nur aus Neid zu erklären seien. Die meisten von uns Heimbewohnern würden in Haus Sonnenschein doch alleine leben. Einige hätten ihren Partner erst vor sehr kurzer Zeit verloren und würden die Gespräche, Zärtlichkeiten, Gefühle der Zuneigung sehr vermissen.
Vielleicht ist das die Ursache für den entstehenden Neid, der dann dazu führt, daß durch Tratsch und Lüge versucht wird, den Gesprächs- und Zärtlichkeitsvorsprung des anderen zu zerstören. Ich schlug ihr vor, doch einmal die im Fernsehraum ausliegenden Zei-

tungen aufzuschlagen. Dort könne sie nachlesen, daß die Selbstverständlichkeiten jüngerer Menschen für ältere Menschen verboten sind. Wie oft würde man lesen, daß Kinder ihren Vater oder ihre Mutter entmündigen lassen, weil sie noch einmal einen neuen Partner kennengelernt hätten. Viele jüngere Menschen verdrängen den Gedanken, daß sich auch ältere Menschen nach Zärtlichkeit sehnen, und die meisten älteren Menschen haben Angst, ihre Gefühle anderen gegenüber zu äußern, und ziehen deshalb leider oft genug über diejenigen her, die den Mut entwickeln, ihre Interessen durchzusetzen. Als ich ihr abschließend noch sagte, daß sie für mich neben Herrn Mattes die liebste Person im Haus sei und ich mich immer freue, wenn wir zusammen Schach spielen, über Vergangenes und Aktuelles reden und es mir ganz egal sei, was andere über unser Treffen sagten, schien sie erleichtert zu sein. Ich ging dann auch bald, da ich den Eindruck hatte, daß sie jetzt gerne allein sein möchte.

Jetzt beim Niederschreiben des Gesprächs wird mir noch einiges deutlicher. Fast jeder hier im Heim leidet unter Einsamkeit und ist eifersüchtig, wenn er jemanden sieht, der versucht, Kontakte zu knüpfen – und damit vielleicht sogar Erfolg haben könnte. In den seltensten Fällen motiviert solch ein Verhalten zum Nachahmen, meist wird dadurch Neid und Nachrede ausgelöst. Aber warum? Geborgenheit und Verständnis bei einem Partner oder einer Freundschaft fördern doch eher das Verhalten in einer Gemeinschaft, als daß sie ihr schaden. Wie viele von uns sitzen nach dem Abendessen in ihrem Zimmer allein, obwohl sie viel lieber mit anderen reden, Karten spielen oder sonst was machen würden. Und wenn dann zwei erwachsene Menschen, die meistens noch eigene Kinder und Enkelkinder haben, sogar mehr als Freundschaft füreinander empfinden, wer maßt sich an, darüber zu urteilen? Ich muß selbst eingestehen, daß ich mir diese Gedanken erst mache, seitdem ich selber in dieser Situation des Alleinseins stehe, aber ich hoffe, daß durch Gespräche vor allem auch mit jüngeren Menschen im Laufe der Zeit ein anderes Bild des älteren Menschen entsteht.

Freitag, 13. Mai

Mir ging es nicht so gut die letzten Tage, habe deshalb auch keine Eintragung ins Tagebuch gemacht.

Sonntag, 15. Mai
Trotz Tratsch und Lüge haben wir heute wieder Schach gespielt. Ich bin sogar extra an Frau Schmieders Zimmer vorbei zu Frau Peikert gegangen, aber sie stand leider nicht im Flur. Nachdem wir auch am Mittwoch noch einmal über den Vorfall geredet haben, geht es Frau Peikert wieder gut.
Morgen treffe ich mich mit Schwester Ina, um über Herrn Jacobs zu reden. Ich habe ihn letzte Woche nur zweimal besucht, und er weiß wahrscheinlich gar nicht, warum ich nicht öfter gekommen bin.

Montag, 16. Mai
Kurz vor ihrem Dienst kam Schwester Ina zu mir. Sie versprach mir, auf der nächsten Mitarbeiterbesprechung der Pflegestation mit ihren Kolleginnen über deren Verhaltensweisen bei der Pflege von Verwirrten zu reden.

Mittwoch, 18. Mai
Ich war nach dem Frühstück gerade noch einmal in mein Zimmer gegangen, da ging das Telefon. Herr Petschke war am Apparat und bat mich, zu Frau Offergeld zu gehen. Etwas nervös, da ich nicht wußte, was auf mich zukam, ging ich sofort zu Frau Offergeld und erfuhr, daß die Tagessätze für die Heimunterbringung erhöht werden. Ab 1. Juni muß ich für die Pflegestufe 1 dann 63 DM bezahlen. Damit werde ich zum Taschengeldempfänger. Hans und Otto haben mir zwar zugesagt, daß ich auch weiterhin 340 DM zur Verfügung hätte, aber es ist trotzdem ein entwürdigendes Gefühl.
Nachmittags berichtete ich Herrn Jacobs davon, daß ich ihm gerne eine Uhr besorgen lassen würde und auch versuchen würde, einen Kalender aufzutreiben, damit er immer wisse, wie spät es ist und welchen Tag wir haben.
Überraschenderweise fragte er heute nicht nach, warum er die Uhr bekommen sollte. Ihm schien es aber auch nicht so gut zu gehen, da er nicht wie die letzten Male interessiert einer Kurzgeschichte zuhörte, die ich ihm vorlas, sondern oft völlig desinteressiert wegschaute. Deshalb blieb ich auch nicht so lange, da ich ihm zwar helfen möchte, aber ich will dabei die Wünsche von Herrn Jacobs respektieren.

Sonntag, 22. Mai
Herr Jacobs hat sich sehr über die Uhr gefreut, die Peter am Donnerstag besorgt und auch gleich so in Herrn Jacobs Zimmer angebracht hat, daß er sie gut sehen kann. Am Freitag habe ich auch noch einen Kalender von der Hauswirtschafterin Frau Lauter für Herrn Jacobs bekommen. Da sie von den verschiedenen Küchenbedarfsfirmen Werbegeschenke fürs Haus bekommt, konnte ich mir einen Kalender aussuchen und fand auch einen Wochenkalender mit Landschaftsmotiven. Der Kalender hängt auch schon neben dem Nachttisch von Herrn Jacobs. Heute morgen habe ich damit angefangen, ihm die Namen der Mitarbeiter auf der Pflegestation zu nennen und die betreffenden Personen zu charakterisieren. Besser wären allerdings Fotos der Mitarbeiter.
Seit dem Zwischenfall vom vorletzten Sonntag verstehe ich mich noch besser mit Frau Peikert. Ich habe das Gefühl, daß eine für mich schwer zu beschreibende Last nicht mehr zwischen uns steht. Unsere Beziehung ist jetzt klarer, und wir wissen beide, was wir vom anderen erwarten können. Trotzdem ist es wohl nur Zufall, daß das heutige Schachspiel remis endete.

Dienstag, 24. Mai
Heute habe ich mit Herrn Jacobs den Bildband von Neuberg durchgesehen, und er schien sehr interessiert zu sein. Da sich Herr Jacobs viel wohler fühlt als zu Beginn meiner Besuche, bleibe ich jetzt fast immer eine halbe Stunde bei ihm. Aber nie, ohne auch kurz mit Herrn Reul zu reden, dessen Gesundheitszustand sich immer weiter verschlechtert. Mit der Uhr versuche ich jetzt, Herrn Jacobs zu erklären, welche Schicht gerade Dienst tut, und um wieviel Uhr z. B. der Pfleger, Herr Perz, kommt. Ich hoffe, ihm so helfen zu können, schon bald den Tag in verschiedene Abschnitte einteilen zu können.

Montag, 30. Mai
Schwester Ina brachte mir Polaroid-Fotos aller Kolleginnen und Kollegen der Pflegestation vorbei. Sie sagte mir, daß sie zwar für »bekloppt« erklärt worden sei, als sie die Fotos gemacht hätte, aber jetzt könne ich Herrn Jacobs eine Tafel mit den Bildern des Pflegepersonals bringen. Schwester Ina schrieb mir noch schnell alle Namen auf, da ich ja auch noch nicht alle kenne, und dann mußten wir beide gehen.

Dienstag, 31. Mai
Ich habe Herrn Jacobs heute morgen gleich von den Bildern erzählt und ihm versprochen, sie so schnell wie möglich vorbeizubringen. Herr Schmitz, den ich in seinen Arbeitsräumen antraf, war so freundlich und machte mir aus einer dünnen Sperrholzplatte eine Tafel, an der er zwei Befestigungshaken anbrachte. So konnte ich heute noch die Bilder – nach Dienstschicht geordnet – aufkleben und unter jedes Bild den Namen der Mitarbeiterin oder des Mitarbeiters anbringen.

Mittwoch, 1. Juni
Mit Peters Hilfe, den ich schon längere Zeit nicht gesehen hatte, brachte ich die Tafel neben Herrn Jacobs Bett an. So kann ich jetzt immer die Tafel abnehmen und Herrn Jacobs erklären, wie spät es ist, welchen Tag wir haben und wer von den Mitarbeitern Dienst tut.

Freitag, 3. Juni
Als erstes erkläre ich Herrn Jacobs jetzt immer anhand der Bildtafel, welche Schicht gerade Dienst hat, und dann lese ich ihm meistens etwas vor. Einige Namen der Mitarbeiter kennt er schon. Beim Schach mit Frau Peikert habe ich endlich mal wieder gewonnen.

Sonntg, 5. Juni
Da seit einigen Tagen das Wetter sehr angenehm ist, habe ich heute vormittag einen kleinen Spaziergang gemacht. Mit Frau Peikert habe ich nachmittags draußen vor dem Haupteingang Schach gespielt. Es fiel mir wieder auf, daß trotz des guten Wetters nur sehr wenige Heimbewohner draußen waren. Ab und zu fuhr eine Schwester mit einem Bewohner der Pflegestation durch den Park, aber sonst sah ich nur die mir schon bekannten Gesichter. Vielleicht kann ich ja bald einmal mit Herrn Jacobs nach draußen fahren.

Freitag, 10. Juni
Nach der Mitarbeiterbesprechung kam Schwester Ina zu mir, um mit mir darüber zu reden. Sie hatte mit ihren Kolleginnen über meine regelmäßigen Besuche bei Herrn Jacobs gesprochen. Da sich einige Kolleginnen zu meinen Besuchen äußerten und wohl

auch bei Herrn Jacobs eine Verbesserung seines psychischen Zustandes festzustellen glaubten, ging Schwester Ina »in die Offensive«, wie sie sich ausdrückte. Sie formulierte einige Thesen, die die Kollegen und Kolleginnen bei der Betreuung aller Bewohner beachten sollten. Dazu gehören solche Selbstverständlichkeiten wie das Einhalten normaler Umgangsformen oder die Begrüßung eines Heimbewohners. Häufig werden auch die Willensäußerungen der Patienten einfach ignoriert. Alle Kolleginnen hätten Schwester Inas Einwände akzeptiert, aber sie glaubt nicht, daß sich deshalb deren Verhalten ändern wird.

Donnerstag, 16. Juni
Herrn Jacobs macht es sichtlich Spaß, wenn ich ihm mit der Bildtafel die Mitarbeiter der Pflegestation erkläre. Herr Perz, ein Kollege von Schwester Ina, sagte mir gestern, daß Herr Jacobs ihn mit dem Namen ansprechen würde. Die Art und Weise, wie er mir dies sagte, bestärkte mich aber in der Annahme, daß Jerr Jacobs von den Mitarbeitern als eine Art Versuchsperson angesehen wird. Sie helfen zwar mit, aber nicht aus Überzeugung, sonst würden sie sich anders verhalten.

Freitag, 17. Juni
Frau Peikert und ich haben heute zum ersten Mal eine Schachpartie nicht beendet. Nach eineinhalb Stunden haben wir aufgehört und wollen die Partie am Sonntag zu Ende spielen. Frau Peikert hat wieder Sorgen. Frau Mühlenbeck, die Hausschwester, soll auf die Pflegestation versetzt werden. Sie sei zwar eine qualifizierte Kraft, aber die Stellvertreterin der Oberschwester soll jetzt die Bewohner der Wohnstation betreuen. Dies scheint Frau Peikert sehr zu treffen, da sie neben mir nur noch ab und zu mit Frau Mühlenbeck über ihre Probleme reden konnte.

Sonntag, 19. Juni
Frau Peikert hat die abgebrochene Schachpartie vom Freitag gewonnen.

Montag, 20. Juni
Heute morgen war ich bei Oberschwester Käthe und fragte sie, ob ich mit Herrn Jacobs im Rollstuhl spazierenfahren dürfte. Grundsätzlich stehe dem nichts im Wege, antwortete sie, ich solle aber

zuerst mit der jeweiligen Stationsschwester Rücksprache halten, ob jemand Zeit hat, Herrn Jacobs anzuziehen. Mit dieser freudigen Nachricht ging ich direkt zu Herrn Jacobs und versprach ihm, sobald wie möglich mit ihm spazierenzufahren.

Dienstag, 28. Juni
Jetzt bin ich bald fünf Monate in Haus Sonnenschein. Eigentlich Zeit, einmal über die Eingewöhnungszeit nachzudenken. Mit frischen Blumen auf meinem Zimmer fing alles an. Viel ist davon nicht mehr geblieben. Ich habe Glück gehabt, daß ich sofort Peter und Schwester Ina vom Personal und meine Tischnachbarin Frau Peikert und Herrn Mattes näher kennengelernt habe. Ansonsten kennt man die Mitbewohner doch nur vom Sehen. Die Umstellung von meiner eigenen Wohnung, in der ich die letzten Jahrzehnte mit meiner Frau zusammenlebte, auf ein Leben mit 119 Menschen unter einem Dach habe ich immer noch nicht ganz verkraftet. All die wohlgemeinten Hilfeleistungen wie Essenszubereitung, Bett machen, Zimmer putzen usw. , helfen sie uns wirklich? Oder entmündigen sie uns nicht vollends? Jede Kritik, jedes andere Denken werden als Undankbarkeit und Nörgelei empfunden. Bei Tisch, in der Eingangshalle, überall höre ich Sätze wie: Wer sich beschwert, taugt nichts. Ich bin hier zufrieden, aber es gibt hier immer welche, die meckern. Von hier komme ich ja nicht mehr weg.
Wir alle haben eine »Rolle« übernommen. Durch den Einzug ins Heim hat jeder einen mehr oder weniger großen Teil seines Selbstbewußtseins und seiner Selbständigkeit aufgegeben. Ich weiß nicht, ob dieser Verlust im Heim wieder zurückgewonnen werden kann. Trotzdem sollten wir Heimbewohner und die Heimleitung daran interessiert sein, uns eine Zukunftsperspektive zu bieten. So paradox dies auch klingen mag, dies schließt die Beschäftigung mit Sterben und Tod, Verwirrtheit im Alter und ähnlichem ein. Nicht die Verdrängung, sondern die Auseinandersetzung mit Problemen hilft uns!

Donnerstag, 30. Juni
Die letzten Besuche bei Herrn Jacobs verliefen äußerst positiv. Wenn ich bedenke, wie er zu Beginn meiner Besuche reagierte und wie ich mich jetzt mit ihm unterhalten kann und welches Interesse er an seiner Umwelt zeigt, dann freut es mich einerseits sehr. Andererseits macht es mich traurig, wenn ich an die anderen Bewoh-

ner der Pflegestation denke, die teilweise ähnlich verwirrt und schwierig sind – nach Aussage der Mitarbeiter –, wie es Herr Jacobs vor wenigen Monaten auch noch war.

Montag, 4. Juli
Nachmittags kam wieder einmal Schwester Ina vorbei. Sie bestätigte mir meinen Verdacht, daß die Mehrzahl ihrer Kolleginnen und Kollegen Herrn Jacobs wohl als Versuchsperson sieht. Bei ihm würden sich fast alle Mitarbeiter sichtlich Mühe geben, aber schon bei Herrn Reul, dem Zimmernachbarn von Herrn Jacobs, wäre dies anders. Sie will bei der nächsten Mitarbeiterbesprechung unbedingt noch einmal über dieses Thema mit den Kolleginnen reden, ist aber wenig zuversichtlich. Herr Reul, dem es leider konstant schlecht geht, soll übrigens auf ein anderes Zimmer verlegt werden, zu einem Patienten, dem es ähnlich schlecht geht. Dafür soll ein neuer Heimbewohner zu Herrn Jacobs verlegt werden, der zwar auf der Pflegestation wohnt, aber doch noch recht fidel sein soll.
Im ersten Moment hört sich das ja ganz gut an, aber ich weiß nicht, ob sich Herr Jacobs und Herr Reul nicht doch aneinander gewöhnt haben. Wenn ich irgendwann einmal auf die Pflegestation muß, dann möchte ich mit meinem Zimmernachbarn so lange zusammenbleiben, bis einer von uns beiden stirbt. Dabei stimmte mir Schwester Ina zu, die dazu noch bemerkte, daß es noch gar nicht so lange her sei, daß die sterbenden Patienten aus dem Zimmer gebracht worden seien, um ihre Zimmernachbarn nicht zu »stören«. Jetzt sei es aber Gott sei Dank nicht mehr üblich, den sterbenden Patienten in ein leeres Zimmer oder ins Badezimmer abzuschieben. Die Oberschwester sei sogar darum bemüht, einen Sterbebeistand zu organisieren. Über Tag klappt das ja auch vielleicht, aber nachts, bei nur einer Nachtwache? Theorie und Praxis, bemerkte Schwester Ina ironisch. Wiederum sagte sie mir, daß sie nicht mehr so engagiert wie früher arbeiten würde und vielleicht sogar in Haus Sonnenschein aufhören will.

Donnerstag, 7. Juli
Beim Einkaufen habe ich heute zum ersten Mal auch für Herrn Jacobs eingekauft. Als ich ihn gestern besuchte und kurz davon sprach, bat er mich, ihm doch ein paar Apfelsinen mitzubringen. Obwohl ich diese sicherlich bei Frau Lauter bekommen hätte,

habe ich sie in Neuberg gekauft, da ich der Meinung bin, daß dieses »Geschäft« für Herrn Jacobs sehr wichtig ist und es ein Unterschied ist, ob er Apfelsinen umsonst vom Personal bekommt oder selbst bestellt und bezahlt.

Sonntag, 10. Juli
Heute bin ich wieder mit Herrn Jacobs durch den Park gefahren. Er wollte schon nach kurzer Zeit wieder zum Tiergehege. Bei dem schönen Wetter waren auch einige bettlägerige Patienten entweder im Bett oder im Rollstuhl nach draußen gebracht worden. Unter den Kastanienbäumen ist auch genügend Platz und Schatten, um sich dort länger aufzuhalten.
Mit Frau Peikert habe ich heute erst am späten Nachmittag Schach gespielt. Nach zwei Siegen vom Freitag habe ich heute wieder verloren.

Donnerstag, 14. Juli
Vor dem Einkaufen bin ich noch kurz bei Frau Offergeld gewesen, um sie über meine Einkäufe für Herrn Jacobs zu informieren. Sie rief die Oberschwester noch zu dem Gespräch hinzu, und wir einigten uns darauf, daß Herrn Jacobs jetzt regelmäßig ein Betrag seines Taschengeldes ausgezahlt wird, so daß er für die von ihm bestellten Artikel auch bezahlen kann, und ich bringe der Oberschwester die Belege für den Einkauf mit. Beide Seiten haben so die Möglichkeit der Kontrolle, und ich brauche mir zusätzlich keine Sorgen zu machen, daß es heißt, Herr Weiers bekommt von Herrn Jacobs Geld.

Sonntag, 17. Juli
Man merkt deutlich, daß Sommerferien sind. Zahlreiche Mitarbeiter haben Urlaub und werden teilweise durch Urlaubsvertretungen ersetzt, oder die verbleibenden Kollegen müssen deren Arbeit mit übernehmen. Mit Herrn Jacobs bin ich wieder nach draußen gefahren, da wir bis jetzt einen sehr schönen Sommer mit recht beständigem Wetter haben. Wir sind heute durch die angrenzende Siedlung gefahren, da ich Herrn Jacobs auch einmal etwas anderes als das Heim zeigen wollte.

Freitag, 12. August
Peter hatte heute seinen letzten Tag als Zivildienstleistender. Auf seiner »Abschiedsrunde« kam er auch zu mir, und wir hatten etwas Zeit, uns ein letztes Mal (?) miteinander zu unterhalten. Da er wohl meine Unruhe bemerkte, versuchte er, mich zu beruhigen, und versicherte mir, daß sein Nachfolger Jürgen, ebenfalls ein Zivildienstleistender, die Sache sicher genauso gut wie er machen würde, zumal er schon die letzten Wochen mit Peter zusammengearbeitet hätte und Jürgen so schon Bescheid wüßte. Wie er mir sagte, will er zuerst einmal einen längeren Urlaub machen, um dann im Frühjahr mit dem Studium der Biologie zu beginnen. Die Arbeit habe ihm zwar Spaß gemacht, aber er sei jetzt auch sehr froh, endlich mit dem Studium beginnen zu können. Viele Situationen hätten ihn überfordert, und gerade beim Umgang mit Verwirrten und Schwerstpflegeabhängigen wünschte er sich mehr und qualifiziertere Anleitung.
Zum Abschied wünschte er mir noch alles Gute und versicherte mir, daß er bestimmt noch das eine oder andere Mal im Haus Sonnenschein vorbeikäme.
Gerade hat man sich an einen Menschen gewöhnt, geht er wieder. Wie oft wird mir das noch passieren? Wie oft ist das schon anderen Heimbewohnern passiert? Die Bewohner der Pflegestation, die ja nun täglich, wenn nicht sogar stündlich mit den Mitarbeitern zu tun haben, haben es da sicher noch viel schwerer. Erstens wechselt das Personal ab und zu wegen Kündigungen etc. , und zweitens müssen sie sich während der Urlaubszeit auch auf Vertretungen einstellen. Dieses Problem – für das ich auch keine Lösung kenne – fällt uns als Betroffenen aber sicher eher auf als dem Personal.

Sonntag, 28. August
Ich hoffe, daß ich es wieder schaffen werde, regelmäßig Tagebuch zu führen, da ich mich in den letzten Wochen daran gewöhnt habe, abends ohne Eintragung ins Bett zu gehen. Andererseits merke ich, wie wichtig für mich die Eintragungen der letzten Monate waren, und ab und zu ist es auch einfach interessant, noch einmal nachzuerleben, was vor einiger Zeit passiert ist.

Sonntag, 4. September
Da es heute nachmittag regnete, konnte ich leider nicht mit Herrn Jacobs nach draußen fahren.

Montag, 5. September
Schwester Ina besuchte mich während des Spätdienstes. Wie schon fast befürchtet, informierte sie mich über ihre Kündigung oder besser gesagt Nichtverlängerung des auslaufenden Vertrages zum Ende des Monats. Da sie noch Resturlaub hat, hört sie bereits am 21. September auf.
Nach Peter geht jetzt auch noch Schwester Ina, und meine Abhängigkeit vom Heim wird noch größer.

Freitag, 9. September
Nachdem ich heute nachmittag bei Herrn Jacobs war, habe ich auch kurz Herrn Reul besucht, dessen Gesundheitszustand leider unverändert schlecht ist. Ich glaube nicht, daß er mich wiedererkannt hat. Während der Zeit, die ich bei ihm war, mußte ich wieder mit ansehen, wie eine Schwester ohne anzuklopfen und Gruß ins Zimmer kam, um schmutzige Wäsche aus der Naßzelle abzuholen. Ich hatte leider nicht den Mut, sie darauf anzusprechen. Was wird man später einmal mit mir machen?

Sonntag, 11. September
Heute bin ich mit Herrn Jacobs wieder in den Park gefahren, obwohl es draußen doch schon kühler als im Juli oder August ist. Ihm macht es aber sehr viel Spaß, und ich weiß nicht, wie lange wir noch zusammen nach draußen können. Heute hat er sich das erste Mal über das Verhalten eines Pflegers beschwert, der ihm ein Hemd angezogen hat, das er nicht anziehen wollte, weil es ihm nicht gefällt. Im ersten Moment kam mir der Gedanke, daß es ja ganz im Interesse des Pflegepersonals ist, wenn die Patienten schön brav im Bett liegen. Je mehr man sich mit ihnen beschäftigt, desto mehr widersprechen sie vielleicht noch.

Freitag, 16. September
Am späten Nachmittag besuchte mich Schwester Ina zum letzten Mal als Mitarbeiterin des Hauses Sonnenschein. Sie wird in Zukunft in einer Sozialstation arbeiten. Sie meinte, Frau Peikert, einige andere und ich könnten gut noch in einer Wohngemein-

schaft leben, wenn wir nur regelmäßig von einer Sozialstation versorgt würden.
Frau Peikert erzählte ich abends von meinem Gespräch mit Schwester Ina, worauf sie erwiderte, daß wir zu alt und schon zu lange im Heim wären, um uns noch für Wohngemeinschaften zu interessieren. Als ich ihr widersprach, merkte ich zum ersten Mal, seitdem ich in Haus Sonnenschein lebe, daß ich mich noch nicht damit abgefunden habe, nur auf meinen Tod zu warten. Ich kann und ich will noch was erleben!

Sonntag, 18. September
Herr Jacobs ist krank. Was ihm genau fehlt, weiß ich nicht und konnte mir auch niemand auf der Pflegestation sagen. Er fühlt sich schlapp und lustlos, wie er es selbst ausdrückte. Da ich nichts für ihn tun konnte und er auch kein Interesse für ein Gespräch zeigte, blieb ich nicht lange.

Mittwoch, 21. September
An Schwester Inas letztem Arbeitstag kam mich überraschenderweise Peter kurz besuchen. Da er bei Telefonaten mit seinen ehemaligen Kollegen erfahren hatte, daß Schwester Ina gekündigt hat, wollte er sich von ihr verabschieden, da er selbst am Samstag in Urlaub fährt. Ich fand es nett, daß er auch kurz zu mir kam. Ihm schien es gut zu gehen, obwohl er eingestand, daß wir ihm alle ein wenig fehlen würden. Ob er das nur gesagt hat, um uns »vergessene« Alte zu trösten?

Montag, 26. September
Herrn Jacobs geht es leider immer noch nicht besser. Trotzdem besuche ich ihn weiterhin täglich.

Donnerstag, 29. September
Herrn Jacobs geht es wieder besser. Nachdem er gestern noch recht schlapp war, sollte ich ihm heute schon wieder Apfelsinen zur »Stärkung« mitbringen, was ich natürlich gern machte. Ich glaube allerdings nicht, daß es sich bei seiner Krankheit um eine harmlose Infektion oder ähnliches handelt.

Sonntag, 2. Oktober
Heute mittag ist Herr Brandes vom C-Trakt gestorben. Wie mir Herr Cremer – der immer bestens informiert ist – sagte, muß Herr Brandes schon einige Tage im Bett gelegen und immer mehr abgebaut haben. Wir kennen uns so wenig, daß mir nicht aufgefallen ist, daß Herr Brandes tagelang nicht im Eßsaal war. Herr Jacobs scheint wieder der alte zu sein, aber irgendwie gefällt mir sein Gesundheitszustand trotzdem nicht. Ich weiß nicht, was es ist. Wir haben heute lange einen Bildband von Paris durchgesehen, da er sich dort während des Krieges längere Zeit aufgehalten hat und er die Straßen und Sehenswürdigkeiten kannte und zu vielen Bildern seine eigene Geschichte erzählen konnte.

Donnerstag, 13. Oktober
Gestern habe ich im Fernsehen einen Film über die Alzheimersche Krankheit gesehen. Ein bedrückender und informativer Film. Es wurde berichtet, daß viele alte Menschen über 80 an dieser Krankheit leiden. Der Film zeigte ein zusammengeschrumpftes Gehirn und eine Frau, die sich nicht mehr klar ausdrücken konnte. Was wird sich bei mir verändern? Wie lange kann ich mich noch auf meinen Verstand verlassen? Wann lassen meine geistigen Kräfte nach?

Schlußwort

Ein Tagebuch ohne Ende?
Für viele Menschen geht es so oder ähnlich weiter, auch wenn Herr Weiers sicher nicht der typische Heimbewohner ist. Gerade der drastisch ansteigende Anteil psychisch veränderter Menschen in den Heimen verlangt von Heimträgern und Personal andere – neue – Formen der Auseinandersetzung, die dem Bewohner sein Recht auf ein »Ver«-rücken in Ruhe und mit Würde ermöglichen.

Der mühsame Umgang
mit verwirrten alten Menschen

Mit sich und den Verwirrten alleine gelassen

Während einer Mitarbeiterbesprechung auf der Pflegestation eines Altenheimes wird vorgeschlagen, Frau Abel, einer verwirrten alten Dame, einen Vogelbauer samt Vogel zu beschaffen. Eine Mitarbeiterin lehnt den Vorschlag entrüstet ab. Der Lärm und der Gestank auf der Pflegestation, sagt sie, könne doch einem armen Vogel nicht zugemutet werden.
Diese scheinbar naive Aussage der Pflegerin entlarvt, daß die Lebensqualität eines altersverwirrten Menschen in ihren Überlegungen keine besondere Beachtung findet. Die »artgerechte« Haltung eines Vogels ist ihr wichtiger als eine am Menschen orientierte Gestaltung der Pflegestation. Tatsächlich gelingt es ihr, die Anschaffung eines Vogels zu verhindern.
Es wäre also leicht, die Denk- und Handlungsweise der Mitarbeiterin als unmenschlich zu verurteilen. So leicht aber sollte man es sich nicht machen. Es gilt zu bedenken, daß die Pflegerin jeden Tag bereit ist, den Lärm und Gestank, den sie dem Vogel nicht zumuten will, zu ertragen. Sie riecht täglich die oft ekelerregenden Ausscheidungen der alten Menschen, und sie ist fast ständig dem Rufen, Heulen und den wirren Reden der Bewohner ausgesetzt. Sie muß Menschen wie Frau Abel ertragen, die sonst niemand mehr haben will oder mit denen sonst keiner mehr zurechtkommt. Von Frau Abel fühlt sie sich abgestoßen. Dennoch zwingt sie sich, bei allen Pflegeverrichtungen das Beste für die Bewohnerin zu tun. Reicht es nicht, so scheint die Mitarbeiterin zu fragen, wenn sie unter Frau Abel zu leiden hat, soll da auch noch ein unschuldiger Vogel geopfert werden?
Die Mitarbeiterin erlebt den Umgang mit Frau Abel als eine außerordentliche Belastung, die sie kaum mehr ertragen kann. Ihre Bemühungen um eine gute Pflege werden von der Bewohnerin nicht honoriert, und sie empfindet das Verhalten von Frau Abel ihr gegenüber als gehässig, bösartig und hinterlistig. So ist sie längst dazu übergegangen, die Beziehung zu Frau Abel nur noch unter funktionalen Gesichtspunkten zu sehen. Am Ende leiden beide, Pflegerin und Bewohnerin, und so kommt es zu jenem unmensch-

lichen Denken und Handeln, das als solches schon nicht mehr von der Pflegerin erkannt wird.
Wäre das geschilderte Beispiel ein Einzelfall, dann müßte man zu Recht die Qualifikation und Eignung der Mitarbeiterin bezweifeln. Da aber ähnliche Denk- und Handlungsweisen immer wieder in der Altenpflege zu beobachten sind, darf davon ausgegangen werden, daß die täglich neu zu erbringenden Leistungen im Umgang mit Altersverwirrten eine ständige Überforderung bedeuten, die ihrerseits wiederum eine schleichende Entmenschlichung in der Pflege dieser Menschen bewirkt.
So wie die hier vorgestellte Mitarbeiterin sind ganz offensichtlich viele Pflegerinnen alleine nicht in der Lage, Ursachen, Zusammenhänge und Wirkungen ihres Handelns im Umgang mit Altersverwirrten zu überdenken. Sie bleiben in ihren Alltagsvorstellungen vom »richtigen« Umgang mit alten Menschen verhaftet und können keine Handlungsalternativen entwickeln. Läßt man sie weiterhin mit sich und den Verwirrten alleine, dann bleibt es bei den derzeitigen Zuständen in der Altenpflege, die einen bei der Vorstellung, selbst im Alter ver-rückt werden zu können, unruhig werden lassen.

Protokolle aus dem Pflegealltag

In der Praxis der Altenpflege wird dem alltäglichen Umgang mit Verwirrten kaum Beachtung geschenkt. Die Pflegerinnen handeln an den verwirrten alten Menschen, ohne zu fragen, welche Wirkungen ihre Gesten, Sprache und Sanktionen nach sich ziehen. In den folgenden Fallbeispielen wird versucht, den täglichen Umgang detailgetreu zu beschreiben und zu analysieren. Damit die Vielzahl und Komplexität der Aspekte sichtbar werden und damit sich der Leser ein möglichst wirklichkeitsnahes Bild vom Pflegealltag machen kann, werden einzelne Szenen wörtlich wiedergegeben. Möglicherweise werden Leser, die in der Altenpflege tätig sind, in den detaillierten Protokollen Situationen aus dem eigenen Pflegealltag wiedererkennen.

Die Auswahl der Fallbeispiele erfolgte eher zufällig, weil es möglich war, sie durch Videoaufzeichnungen besonders gut dokumentieren zu können. Die fünf Beispiele, in denen die Eigennamen geändert wurden, stehen aber für viele andere altersverwirrte Menschen, denen es ähnlich ergeht.

Frau Walter steht stellvertretend für die vielen Bewohnerinnen, die durch einen gut gemeinten, aber unreflektierten Umgang allmählich zu Hilflosigkeit und Unselbständigkeit erzogen werden.

Frau Reiners ist ein Beispiel dafür, wie Menschen, die mit dem Etikett »altersverwirrt« versehen sind, keine Chance mehr haben, ernstgenommen zu werden.

Frau Schmitz erleidet das Schicksal alter Menschen, deren Fähigkeiten überschätzt werden und denen dementielle Veränderungen nicht zugestanden werden. Sie darf nicht in Ruhe den Verstand verlieren.

Am Beispiel von Frau Franz und Herrn Kaiser, die während einer gesamten Pflegesequenz beobachtet wurden, soll das Unverständnis der Mitarbeiterinnen, die keinen Zugang in die ver-rückte Welt der Verwirrten finden, beschrieben werden.

Mit Frau Walter gibt es keine Probleme

Frau Walter lebt im Wohnbereich eines Altenheimes. Sie sitzt in ihrem Zimmer und wartet auf eine Mitarbeiterin, die ihr eine Spazierfahrt mit anderen Rollstuhlfahrern versprochen hat. Da es regnet, haben die MitarbeiterInnen kurzfristig beschlossen, den Spaziergang abzusagen und als Ersatz Kaffee und Kuchen in der Cafeteria anzubieten. Frau Walter ist über diese Entscheidung nicht informiert worden. Eine Aushilfe, nicht die von Frau Walter erwartete Schwester Kathi, betritt das Zimmer, um die Bewohnerin zur Cafeteria zu bringen. Dabei spielt sich folgende Szene ab.

Die Aushilfe, die eigens für den Nachmittag verpflichtet wurde und die noch ihre Regenjacke übergezogen hat, kommt schnell in das Zimmer und begrüßt Frau Walter.
Guten Tag, Frau Walter. Wir können heute nicht spazierengehen. Wir gehen Kaffee trinken. Ist zu kalt.
Frau Walter sieht die Aushilfskraft, die sie schon einige Male gesehen hat, freundlich an und bestätigt ihr:
Ja, ist zu kalt.
Die Aushilfe zieht ihre Jacke aus und legt diese über einen Stuhl. Sie sieht sich geschäftig im Zimmer von Frau Walter um, entdeckt die Handtasche der Bewohnerin und nimmt sie an sich. Frau Walter wendet sich an die Mitarbeiterin:
Schwester Kathi wollte mich holen. Sie wußte nicht …
Die Aushilfe überhört die Bemerkung und überlegt laut:
Hm. Dann brauchen wir eigentlich die Tasche nicht.
Oder hätten Sie sie gern dabei?
Frau Walter streckt ihre Hand aus, um nach der Tasche zu greifen, und will offensichtlich begründen, warum sie ihre Handtasche gern bei sich hätte:
Ja, wegen der …
Die Aushilfe aber läßt sie nicht ausreden. Sie hängt Frau Walters Tasche über ihren eigenen Arm und sagt zu Frau Walter:
Ja, dann nehm' ich das mit.
Daraufhin hängt sie die Handtasche über ihren linken Arm und bietet Frau Walter ihren rechten Arm als Gehhilfe an. Die Bewohnerin hängt sich ein und zieht sich hoch. Die Aushilfe sieht sich um und macht Frau Walter aufmerksam:
Den Stock.

Frau Walter nimmt sich ihren Stock, und nun gehen sie gemeinsam zur Zimmertür. Die Bewohnerin wendet sich an die Mitarbeiterin:
Den Schlüssel hab' ich schon an der Tür.
Diese beantwortet den Hinweis:
Ja, den Schlüssel nehmen wir jetzt ab.
Die Aushilfskraft zieht den Schlüssel ab und steckt ihn in die Handtasche von Frau Walter.
Beide verlassen das Zimmer.

Bei genauer Betrachtung dieser Szene wird schnell ersichtlich, daß zwischen der Aushilfe und der Bewohnerin kein wirklicher Dialog stattfindet. Die Aushilfe bestimmt das Geschehen, ohne einen ernsthaften Versuch zu unternehmen, Frau Walter in ihre Entscheidungen, die eben diese Frau Walter betreffen, einzubeziehen.
Verwirrte Menschen, oder die als solche wahrgenommen werden, sind scheinbar verfügbar. Bei der Programmänderung für den Nachmittag wird nicht nach den Wünschen von Frau Walter gefragt, und nun, da die Entscheidung gefallen ist, wird ihr keine Chance zu einer Aussprache über ihre Erwartungen eingeräumt. Frau Walter bleibt nichts anderes übrig, als sich zu fügen. Selbst ihr Hinweis, daß Schwester Kathi ihr eine Spazierfahrt versprochen hatte, wird nicht zur Kenntnis genommen.
Zu keinem Zeitpunkt wartet die Ausfhilfskraft auf die Zustimmung oder das Einverständnis von Frau Walter für ihr Handeln. Sie legt in einer fremden Wohnung ihre Jacke ab, ohne auf eine Aufforderung der Gastgeberin zum Ablegen zu warten bzw. diese zu erbitten. Sie nimmt im Beisein der Besitzerin deren Handtasche an sich und öffnet diese sogar, um den Schlüssel hineinzulegen. Die Regeln des normalen Umgangs zwischen Erwachsenen werden also ständig von der Mitarbeiterin gebrochen. Dieser Umstand aber ist der Aushilfskraft nicht bewußt. Sie fühlt sich vielmehr wegen des leicht verwirrten Zustandes von Frau Walter verpflichtet, Entscheidungen für die Bewohnerin zu treffen. In ihrem Selbstverständnis reglementiert sie Frau Walter nicht mit ihrem Verhalten, sondern sie bietet einer hilfsbedürftigen alten Dame ihre selbstverständliche Unterstützung an. Ihr Grundsatz für die Arbeit mit alten Menschen lautet: Nicht lange fragen, sondern sehen, was die Alten brauchen. Man sehe doch, meint die

Aushilfe, daß Frau Walter die Handtasche bei sich haben möchte. Da brauche sie nicht lange zu fragen und zu reden, da nehme sie die Tasche eben, ohne sich bitten zu lassen. Auch habe sie keine Bedenken, den Schlüssel in die Handtasche von Frau Walter zu stecken. Sie öffne die Handtasche ja nicht aus Neugierde, sondern um Frau Walter einen Gefallen zu tun.
Diese Sichtweise gestattet es der Mitarbeiterin, sozusagen im Vorgriff auf die vermuteten Bedürfnisse von Frau Walter, ungefragt und ohne Rückversicherung in das Leben von Frau Walter einzugreifen. Wer so denkt wie diese Mitarbeiterin, wird ständig Gründe finden, gegen den Willen altersverwirrter Menschen deren »Bestes« erreichen zu wollen.
Bei alledem kann der Aushilfskraft keineswegs eine gute Absicht abgesprochen werden. Diese drückt sich etwa in der Zuneigung und Wärme ihrer Körpersprache aus. Sie beugt sich zu Frau Walter, sie schaut die Bewohnerin verständnisvoll an und spricht ohne Hektik. Dem ersten Anschein nach ist Frau Walter auch mit ihrer Behandlung einverstanden und zufrieden. Bei mehrmaligem Betrachten der mit Video aufgezeichneten Szene fällt allerdings das angepaßte, resignative und wehrlose Verhalten von Frau Walter auf. Beim geringsten Widerstand verzichtet sie auf Willensäußerungen. Sie erduldet wohl eher die Behandlung durch die Mitarbeiterin. Menschen wie Frau Walter, denen man in unauffälliger, aber systematischer Weise die Möglichkeit nimmt, Einfluß auf das, was mit ihnen geschieht, zu nehmen, lassen bald alles mit sich machen. Mögen die permanenten Reglementierungen auch von menschlicher Zuneigung und Wärme begleitet sein, so stellen sie dennoch einen allmählichen und schleichenden Erziehungsprozeß zur Minderung des Selbstwertgefühls, zur Selbstaufgabe und zum Verlust der Identität des Verwirrten dar.
Nicht alle verwirrten Menschen reagieren allerdings auf Reglementierungen so angepaßt und friedfertig wie Frau Walter. Wer ständig erdulden muß, was andere mit ihm tun, ohne selbst Einflußmöglichkeiten eingeräumt zu bekommen, der streckt etwa gelegentlich das rechte Bein aus dem Bett, wenn die Pflegerin nach dem Arm verlangt. Oder er schlägt nach der Pflegerin, weil diese ihm wieder einmal die Augentropfen im Halbschlaf kurz nach dem Wecken verabreicht hat. Wem als PflegerIn die Wirkungen eines dauernden reglementierenden Umgangs nicht bewußt sind, der erlebt solches Verhalten von Bewohnerinnen als unangemessen,

hinterlistig, feindselig, bösartig oder unverschämt. Er findet dann in dieser Interpretation einen zusätzlichen Grund, noch stärker in das Leben der unangepaßten und schwierigen Bewohnerinnen einzugreifen und übersieht dabei, daß die eigenwilligen und aggressiven Reaktionen auch als letzte verzweifelte Versuche der Selbstbehauptung verstanden werden können.

Frau Reiners sagt nicht viel

Frau Reiners bewohnt zusammen mit Frau Brecht ein Doppelzimmer auf der Pflegestation eines Altenheimes. Beide sind auf den Rollstuhl angewiesen. Die Tochter von Frau Reiners hat ihre Mutter und deren Zimmernachbarin zum Kaffee zu sich nach Hause eingeladen.
Zwei Schwesternhelferinnen, Maria und Anne, haben sich bereit erklärt, die Bewohnerinnen im Rollstuhl zu der Tochter, die nicht weit vom Altenheim entfernt wohnt, zu schieben. In der folgenden Szene sind sie dabei, Frau Reiners und Frau Brecht wetterfest anzuziehen.

Maria steht vor dem Kleiderschrank von Frau Reiners, um einen geeigneten Mantel auszusuchen. Frau Reiners sitzt bereits im Rollstuhl, allerdings mit dem Rücken zum Kleiderschrank, so daß sie nicht sehen kann, was Maria für sie aussucht. Offenbar hat Frau Reiners gewisse Vorstellungen, was sie anziehen möchte. Sie sagt:
Da sind meine alten Sochen (?). Die kann ich gar nicht heraufnehmen.
Maria reagiert nicht auf Frau Reiners Äußerung. Anne, die gerade neben Frau Reiners steht, beugt sich zu der Bewohnerin und beruhigt sie:
Ja, wir gehen jetzt zu Ihrer Tochter.
Dann wendet sich Anne wieder Frau Brecht zu. Frau Reiners murmelt:
Dicker Mantel da auch?
Auf diese Frage geht Maria, die noch immer am Kleiderschrank beschäftigt ist, ein:
Nee, der ist nicht mehr hier. Hier ist nur der dünne.
Dann ziehen wir den dünnen an, Frau Reiners.
Ich pack Sie ja in die Wolldecke ein.
Den dicken Mantel hat Ihre Tochter bestimmt in der Reinigung.

Maria geht mit dem Mantel zu Frau Reiners, hebt sie aus dem Rollstuhl und fordert sie zum Mitmachen auf:
Eins, zwei … Jetzt halten Sie sich mal da fest, Frau Reiners.
Frau Reiners stützt sich an der Tischkante ab und fragt:
Krieg ich den an?
Maria antwortet:
Den kriegen wir an, ja. Den kriegen wir an.
Sie drückt die Arme der Bewohnerin in die Ärmel des Mantels und wendet sich dann ab, um eine Wolldecke zu holen. Frau Reiners stützt sich weiterhin an der Tischkante ab und versucht mit einer Hand, ihren Mantel zuzuknöpfen.

Die beiden Schwesternhelferinnen nehmen ganz offensichtlich die als stark verwirrt eingestufte Frau Reiners nicht ernst. Frau Reiners spielt als Person mit eigenen Anliegen und Bedürfnissen während des geamten beobachteten Geschehens keine Rolle. Ihren Äußerungen wird keinerlei Bedeutung zugemessen. Weder Maria noch Anne unternehmen den geringsten Versuch, sie zu verstehen.
Bei der als leicht verwirrt eingestuften Frau Brecht wird zumindest nach ihren Wünschen gefragt, wenngleich in einer Art und Weise, die keinen Zweifel daran aufkommen läßt, daß auch ihr kein wirkliches Mitspracherecht über das, was mit ihr geschieht, eingeräumt wird. Als Frau Brecht in der folgenden Szene zaghaft darauf hinweist, lieber zur Cafeteria als zu Frau Panzer, der Tochter von Frau Reiners, gebracht zu werden, wird ihr von beiden Mitarbeiterinnen ultimativ beschieden, was man mit ihr vorhat.

Anne steht vor Frau Brecht und fragt sie:
Welchen Mantel ziehen wir denn an?
Nehmen wir lieber den Wollmantel!
Wir sind ja eingeladen bei der Frau Panzer.
Da müssen wir ja raus. Ziehen wir lieber den Wollmantel an.
Frau Brecht gibt zu bedenken:
Aber ich weiß nicht. Es hieß ja nicht. Wir haben ja oben Kaffee.
Beide Helferinnen entgegnen ihr gleichzeitig:
Nee, wir sind eingeladen. Wir gehen nicht nach oben.
Frau Brecht nickt zustimmend. Für Anne ist damit der Einwand erledigt. Sie bestimmt:
So, jetzt such' ich Ihre Sachen.

Auch der zweite Versuch von Frau Brecht, Einfluß zu nehmen, wird abgewehrt.

Als Frau Brecht fertig angezogen ist, fragt sie Anne:
Brauchen wir nicht 'ne Decke?
Die Mitarbeiterin ist sich sicher:
Also nee. Ich glaube, die brauchen wir nicht.
So kalt ist es nicht.
Höchstens ein Regencape.
Maria mischt sich spontan ein:
Doch! Die Decke um wohl. Sicher.
Die liegt ja da. Damit das vorne nicht zieht.

Wenn also schließlich Frau Brecht eine Decke erhält, dann nicht deswegen, weil sie sich eine gewünscht hat, sondern weil Maria die Versorgung mit einer Decke für erforderlich erachtet. Der in eine Frage gekleidete Wunsch von Frau Brecht bleibt bei dieser Entscheidung der Mitarbeiterinnen unberücksichtigt. Nicht das subjektive Empfinden der Bewohnerin, sondern das von den Pflegerinnen als objektiv notwendig Erachtete bildet die Grundlage der Entscheidung.
In der nächsten Szene muß sich Frau Reiners sogar vorschreiben lassen, ob sie etwas kalt oder warm empfinden soll.

Maria setzt Frau Reiners einen Hut auf und stellt fest:
So, das ist wärmer.
Frau Reiners versucht, ihre Gedanken in Worte zu fassen:
Da hab ich gar nicht dran gedacht …
Maria versteht Frau Reiners' Äußerung als Bestätigung:
Ja, den Hut tun wir um.
Wir gehen ja zu Fuß.
Frau Reiners befühlt den Hut, der ihr so unvermittelt auf den Kopf gestülpt wurde. Maria schiebt Frau Reiners' Hände auf deren Schoß und fixiert noch einmal den Hut nach ihren Vorstellungen. Dann fragt sie Frau Reiners:
Sitzt gut?
Frau Reiners murmelt unverständliche Worte. Maria schenkt dem aber keine Beachtung und legt Frau Reiners einen Schal um. Die Mitarbeiterin bestätigt sich:
Ja, den ziehen wir drüber.

Frau Reiners entgegnet nun sehr deutlich:
Das find ich aber zu warm.
Dazu stellt Maria fest:
Das ist nicht zu warm draußen.
Frau Reiners scheint das einzusehen, fragt aber nach:
Nicht?
Und Maria stellt nochmals fest:
Nein.

Frau Reiners hat längst gelernt, sich mit dem abzufinden, was mit ihr gemacht wird, und zu akzeptieren, was man ihr sagt. Sie hat sich bis zur Selbstaufgabe angepaßt. In der nächsten Szene wird dies noch deutlicher.

Nachdem Maria Frau Reiners fertig angezogen hat, verläßt sie vorübergehend das Zimmer. Anne ist noch damit beschäftigt, Frau Brecht eine Wolldecke umzulegen, und versucht, mit Frau Brecht ein Gespräch zu beginnen:
Haben Sie einen anderen Rollstuhl?
Frau Reiners, die das Geschehen nicht verfolgen kann, da sie mit dem Rücken zu Anne und Frau Brecht sitzt, glaubt wohl, daß die Frage an sie gerichtet ist. Jedenfalls dreht sie ihren Kopf in die Richtung der Mitarbeiterin und versucht ihr zu erklären:
Ja, die haben jetzt so verschiedene Reparaturen gemacht.
Anne konzentriert sich weiter auf Frau Brecht. Sie sagt zwar kurz zu Frau Reiners:
Ach so.
Unterhält sich dann aber sofort wieder mit Frau Brecht:
Was sagen Sie, Frau Brecht?
Sie haben das ja sonst hier anders.
Gleichzeitig will Frau Reiners mit ihren Ausführungen fortfahren:
Aber ich kann das …
Dann bemerkt sie, daß ihr die Mitarbeiterin nicht zuhört. Sie wendet ihre Blickrichtung von Anne ab und sagt resignierend zu sich selbst:
Ich weiß es nicht.
Frau Reiners läßt ihren Kopf nach vorne sinken und bleibt eine Weile vollkommen apathisch sitzen.

Frau Reiners muß in dieser Szene zum wiederholten Male feststellen, daß sie es nicht wert ist, beachtet und gehört zu werden. Die Mitarbeiterin spricht mit Frau Brecht weiter, als wäre Frau Reiners nicht anwesend. Der Satz von Frau Reiners, »Ich weiß es nicht«, darf als das Eingeständnis der Selbstaufgabe interpretiert werden. Die Bewohnerin hat sich aufgegeben, weil sie keine Möglichkeit hat, noch in irgendeiner Weise Einfluß auf ihre Umgebung zu nehmen.

Aus der Sicht von Frau Reiners ließe sich ihr vergeblicher Kommunikationsversuch etwa so deuten:

Sie merkt, daß sie sich nicht mehr ganz auf ihren Verstand verlassen kann. Manchmal, so stellt sie bei sich fest, gehen ihre Gedanken durcheinander. Nun hat sie gerade wieder einmal erlebt, daß auf ihre Aussagen überhaupt nicht reagiert wird. Hat sie etwas Unsinniges, Unverständliches gesagt? Kann sie sich noch weniger auf ihren Verstand verlassen, als sie bisher geglaubt hat? Da wird es wohl besser sein, sich ruhig zu verhalten und sich zurückzuziehen. Die anderen Menschen verstehen sie nicht, und sie kann sich nicht mehr verständlich machen.

Sollte Frau Reiners tatsächlich ähnliche Überlegungen haben, dann werden sie in der nächsten Szene bestätigt:

Maria hält den Gehstock von Frau Reiners in der Hand und fragt die Bewohnerin:

Frau Reiners, müssen wir den Stock mitnehmen, wenn Sie zu Ihrer Tochter …,

wenn Sie da aussteigen?

Frau Reiners überlegt:

Ich möchte sagen: nein …

Für Maria ist damit die Antwort gegeben. Sie konstatiert:

Nicht.

Damit legt sie den Stock zur Seite. Frau Reiners aber ist noch gedanklich mit dem Stock beschäftigt und will etwas zu bedenken geben:

Aber …

Maria unterbricht sie:

Ihre Tochter weiß Bescheid.

Die hat sicher noch einen Stock da.

Frau Reiners blickt zu ihrem Stock und murmelt unverständliche Worte. Für die Pflegerin ist die Sache mit dem Stock erledigt; sie

spricht sich mit Anne über das weitere Vorgehen an diesem Nachmittag ab. Die Gedanken von Frau Reiners kreisen nach wie vor um ihren Stock:
Ich hab' nur einen Stock. Und der ist schwer ...
Maria unterbricht ihre Unterhaltung mit Anne und beugt sich freundlich zu Frau Reiners, um nachzuhören, ob die Bewohnerin einen Wunsch hat. Frau Reiners wiederholt:
Ich hab' nur einen Stock, und der ist schwer.
Maria winkt ab:
Och, Ihre Tochter ist da. Wir packen Sie in den Arm.

Wie so oft hat Frau Reiners auch diesmal keine Gelegenheit, sich verständlich zu machen. Sie wird ohne ihren Stock aus dem Zimmer geschoben.

Herr Schmitz ist unerträglich

Herr Schmitz wird von den MitarbeiterInnen eines Pflegeheimes als »rotes Tuch« bezeichnet, unter dessen Verhalten alle zu leiden haben. Bei einer Besprechung sagen die Pflegerinnen über ihn:
Er schreit das Haus zusammen.
Er schellt alle fünf Minuten.
Er gibt immerzu Kommandos.
Er sagt nie bitte oder danke.
Er tut so, als versteht er nichts.
Er klagt ständig.
Er kann keine Kritik vertragen.
Er verteilt im Speiseraum ausgekautes Fleisch auf fremde Teller.
Er ist einfach unerträglich.

In diesen Aussagen kommen das Unverständnis, der Ärger und die Wut der MitarbeiterInnen über Herrn Schmitz zum Ausdruck. Bei den Bemühungen des Personals um eine reibungslose funktionale Pflege stellt Herr Schmitz einen ständigen Störfaktor dar. Die PflegerInnen berichten, daß alle ihre Versuche, Herrn Schmitz »zur Einsicht zu bringen«, ergebnislos verlaufen sind. Herr Schmitz verhalte sich ihnen gegenüber rücksichtslos und gemein. Bei allem Verständnis für alte Menschen, so sagen sie, sei nun der Punkt erreicht, an dem man sich zur Wehr setzen müsse. Sie sehen keine Möglichkeit mehr, das Verhalten von Herrn Schmitz zu än-

dem. Um sich wenigstens gelegentlich dem unerträglichen Bewohner entziehen zu können, greifen sie zu erzieherischen Maßnahmen. Einige MitarbeiterInnen berichten, daß sie nach mehrmaligen Ermahnungen, Appellen und Drohungen dazu übergehen, 14 Tage lang nicht mehr mit Herrn Schmitz zu sprechen. Danach, so sagen sie, gehe es ihnen besser.
In der folgenden Schilderung des Altenpflegers Heinz wird deutlich, wie die PflegerInnen das Verhalten von Herrn Schmitz erleben und wie der Schritt zur erzieherisch begründeten Bestrafung vollzogen wird. Heinz berichtet von einem Vorfall am Sonntagvormittag, an dem er Herrn Schmitz wegen dessen ständiger Forderung, zur Toilette gebracht zu werden, nicht mehr ertragen konnte und ihn deshalb in sein Zimmer abschob:
Er steigerte sich also in immer kürzer werdenden Zeitabständen, so durchaus nicht leisen Aufforderungen, ihn doch bitte zur Toilette zu bringen.
Zehn Minuten. Dann waren die Abstände auch mal weniger. Und dann war auch erstaunlich, daß der Sohn mal zufällig da war und das gar nicht begreifen konnte: Mein Vater! Um Gottes willen!
Er saß also hinten im Aufenthaltsraum, also wirklich zehn Minuten wie nix, also gerade quasi von der Toilette da reingesetzt, und dann ging das los.
Und dann hab' ich ihm das erklärt. Das können wir so nicht beibehalten, und er soll sich das mal überlegen.
Und er gab also keine Ruhe, und da hab' ich ihn nach einer halben Stunde ins Zimmer gefahren, und nachher da wurde es etwas besser. Tja, ging nicht anders.

Heinz beschreibt den Vorfall, der ihn sichtlich erregt hat, aus der Perspektive des Pflegers. Ausgerechnet am Sonntag, wenn wenig Personal im Haus ist, macht Herr Schmitz unnötige Arbeit und nimmt keinerlei Rücksicht auf die personelle Notsituation. Nach der Einschätzung von Heinz ist es unmöglich, daß ein Mensch, gerade von der Toilette gekommen, nach zehn Minuten schon wieder Wasser lassen muß. Er kann deshalb die wiederholten Aufforderungen von Herrn Schmitz nur als dessen bösartigen Versuch interpretieren, ihn zu ärgern. Das aber, so sagt er sich, muß er sich nicht gefallen lassen. Er schiebt kurzerhand den Bewohner in sein Zimmer. Die somit vollzogene Bestrafung, so weiß er, ist sicherlich das letzte Mittel. Sie scheint ihm aber unumgänglich, da sein zuvor als Drohung ausgesprochener Appell, er solle sich das überlegen, von Herrn Schmitz nicht befolgt wurde.

Heinz übersieht aber genauso wie die meisten seiner Kollegen, daß es bei Herrn Schmitz eine Reihe von Anzeichen gibt, die auf eine dementielle Veränderung hinweisen: das Erstaunen des Sohnes über die Veränderung seines Vaters, das ungewöhnliche Verhalten des Bewohners im Speiseraum und seine auffällige Vergeßlichkeit. Es läge also nahe, auch dementielle Veränderungen bei Herrn Schmitz als Ursache für sein Verhalten anzunehmen. Sicher ist es schwierig, beginnende dementielle Veränderungen zu erkennen und richtig einzuordnen. Die im Prinzip richtige Meinung, daß es im Zweifelsfalle besser sei, einem Menschen Normalität zu unterstellen, führt aber bisweilen zu unmenschlichen Umgangsformen, weil mit der Normalität dem Menschen zugleich auch die Verantwortung für sein Handeln zugeschrieben wird. So auch bei Herrn Schmitz. Wären die Mitarbeiterinnen bereit, anzunehmen, daß Herr Schmitz nicht mehr in vollem Umfang Herr seiner Sinne ist, dann böte sich ihnen die Möglichkeit, Herrn Schmitz mit anderen Augen zu sehen und Handlungsalternativen zu entwickeln, die sich für beide Seiten entlastend auswirken würden.

Herr Schmitz wäre nicht mehr verantwortlich für sein Handeln, und die Pflegerinnen müßten die Handlungsweisen des Bewohners nicht mehr als gegen ihre Personen gerichtete Bösartigkeiten auslegen. Die MitarbeiterInnen könnten dann auch erkennen, daß ihre Erziehungsversuche in Form von Appellen an die Einsicht, Ermahnungen, Drohungen und Bestrafungen erfolglos bleiben müssen, weil sie von Herrn Schmitz nicht mehr verstanden werden können. Die ständigen »Kommandos« des Bewohners müßten nicht mehr als Störung und Ärgernis erlebt werden, sondern könnten als der Versuch gedeutet werden, dem drohenden Kontroll- und Orientierungsverlust entgegenzuwirken. Herr Schmitz hätte die Chance, in Ruhe den Verstand verlieren zu dürfen.

Würde sich Heinz eine solche Sichtweise erschließen, dann verstünde er Herrn Schmitz' Aufforderungen, zur Toilette gebracht zu werden, als den Ausdruck seiner Sorge, nicht einnässen zu wollen. Die Zeit, die er am Sonntagvormittag aufbrachte, um Herrn Schmitz in sein Zimmer zu bringen und sich anschließend von seiner Aufregung zu beruhigen, hätte er nutzen können, um hin und wieder beruhigend auf den Bewohner einzugehen.

So aber bringt er Herrn Schmitz auf sein Zimmer und läßt ihn dort

alleine. Damit verringert sich aber die Sorge des Bewohners, einzunässen, keineswegs. Im Gegenteil: Er kann nun niemanden mehr bitten, ihm zu helfen. Heinz hat Herrn Schmitz in eine verzweifelte Lage gebracht.
Die folgende Szene mit der Schwesternhelferin Uschi, die in den Besprechungen als einzige Mitarbeiterin angab, mit Herrn Schmitz keine Probleme zu haben, und sich mit dieser Äußerung das Unverständnis ihrer KollegInnen zugezogen hatte, zeigt, daß Herr Schmitz durchaus »umgänglich« und »verträglich« ist, wenn man seine »Kommandos« und Aufforderungen als berechtigte Willensäußerungen oder als Versuche, die ihm entgleitende Welt zu ordnen, versteht oder akzeptiert.

Uschi betritt das Zimmer von Herrn Schmitz, um ihn zu rasieren und dann in den Tagesraum zu bringen. Es entwickelt sich folgender Dialog zwischen den beiden:
Uschi: *Guten Morgen.*
Herr S.: *Wollen Sie mich abholen?*
Uschi: *Ja.*
Herr S.: *Ja.*
Uschi: *Haben Sie sich schon rasiert?*
Müssen Sie noch rasiert werden?
Herr S.: *Was?*
Uschi: *Müssen Sie noch rasiert werden? Oder tun Sie das selbst?*
Tun Sie das selbst?
Herr S.: *Nee.*
Uschi holt den Rasierapparat und rasiert Herrn Schmitz.
Herr S.: *Feste drauf drücken!*
Uschi: *Feste? Ja?*
Herr S.: *Fertig?*
Uschi: *Ja.*
Uschi hebt Herrn Schmitz aus seinem Stuhl, um ihn in einen Rollstuhl umzusetzen.
Uschi: *So, Herr Schmitz.*
Herr S.: *Helfen Sie mir mal auf!*
Uschi: *Ja, Augenblick. Herr Schmitz, geht es? Nicht immer so einfach, ne?*
Herr S.: *Fahren Sie mich zum Klo!*
Uschi: *Ja. Brauchen Sie eine Wolldecke? Soll ich die Wolldecke mitnehmen? Die Wolldecke mitnehmen?*

Herr S.: *Ja. Da nehm ich …*

Herr Schmitz deutet auf ein Glas, das auf seinem Tisch steht.

Uschi: *Hören Sie mal. Das Glas, das hol ich dann auch, Herr Schmitz, ja?*

Herr S.: *Ja.*

Uschi: *Das hol ich dann alles.*

Uschi fährt Herrn Schmitz aus dem Zimmer.

Während der gesamten Szene bleibt die Mitarbeiterin ruhig, freundlich und gelassen. Sie nimmt die Aufforderungen des Bewohners ernst, auch wenn Herr Schmitz immer gerade das einklagt, was Uschi ohnehin schon erledigt. Herr Schmitz hat keinen Grund zur Klage und scheint sich der Schwesternhelferin anzuvertrauen. Sowohl für die Pflegerin als auch für den Bewohner vollzieht sich der Vorgang in einer entspannten Atmosphäre.

Die anderen MitarbeiterInnen tun sich im Umgang mit Herrn Schmitz dagegen sehr viel schwerer. Da sie Herrn Schmitz nicht das Recht auf seine »zusammengeschrumpfte« Welt einräumen, sehen sie die gerade beschriebene Szene als Beweis für die Unerträglichkeit des Bewohners. Sie erleben es bereits als eine ausgesprochene Unfreundlichkeit von Herrn Schmitz, daß er den Gruß von Uschi beim Betreten des Zimmers nicht erwidert. Die Tatsache, daß der Bewohner seine Aufforderungen ohne ein Wort des Bittens vorträgt und daß er sich nach der Erfüllung eines Auftrages nicht bedankt, empfinden sie schon als Unverschämtheit. Gänzlich unerträglich ist ihnen schließlich die Angewohnheit von Herrn Schmitz, den MitarbeiterInnen anzuordnen, was diese bereits tun oder aus eigenem Entschluß ohnehin beabsichtigen. Wenn sie Herrn Schmitz beispielsweise rasieren und überzeugt sind, dies ordentlich zu erledigen, dann fühlen sie sich durch die Aufforderung »Feste drauf drücken« geschulmeistert und bevormundet. Sie sehen sich als »dummes Kind« behandelt, wenn sie gerade dabei sind, Herrn Schmitz aus dem Stuhl zu helfen, und dieser befiehlt: »Helfen Sie mir mal auf!«. Der Gipfel der Unverschämtheit ist für sie erreicht, wenn sie wie Uschi Verständnis für die schwierige Situation des Bewohners gezeigt haben (»Nicht immer so einfach, ne?«) und Herr Schmitz mit einem weiteren Befehl kontert (»Fahren Sie mich zum Klo!«). Nach einem derartigen Verhalten fühlen sie sich in ihrer Würde zutiefst verletzt.

Als Reaktion auf so entstehende Gefühle der Unterlegenheit ent-

wickeln Pflegerinnen leicht Handlungsstrategien, in denen ihre tatsächliche Macht im Umgang mit Pflegebedürftigen unverhohlen zum Ausdruck kommt. Wenn Herr Schmitz nicht bereit ist, so sagen die Mitarbeiterinnen, das Personal besser zu behandeln, dann muß er eben in Kauf nehmen, daß man nicht mehr mit ihm spricht oder daß man ihn abschiebt. Mit dieser Argumentation drehen sie die wahren Machtverhältnisse geradezu ins Gegenteil. Sie sehen die Ursache für ihre eigenen Machtdemonstrationen bei Herrn Schmitz und bezichtigen ihn der Bösartigkeit, um angesichts ihrer Erziehungsmaßnahmen aufkommende Schuldgefühle zu reduzieren. So schließt sich der Kreis, in dem Herr Schmitz nicht in Ruhe ver-rückt werden darf.
Die Pflegerinnen verstehen nicht die Wechselwirkungen zwischen ihrem eigenen Verhalten und den Reaktionen des Bewohners. Sie verhalten sich Herrn Schmitz gegenüber immer feindseliger und reglementierender, weil sie sich in einem steigenden Maße durch ihn belastet fühlen. Umgekehrt aber verstärken sie damit die Sorge von Herrn Schmitz, den MitarbeiterInnen immer mehr ausgeliefert zu sein. Der Bewohner muß immer dringlicher versuchen, mit seinen »Kommandos« sicherzustellen, daß die MitarbeiterInnen nicht über seinen Kopf hinweg über ihn entscheiden. Er sieht sich gegenüber den immer unverschämter werdenden Eingriffen der Pflegerinnen gezwungen, sich verstärkt zur Wehr zu setzen. Wie lange aber, mag er sich fragen, wird er das bei seinen schwindenden Kräften noch schaffen?
Nur bei der Pflegerin Uschi kann Herr Schmitz das Gefühl haben, »in guten Händen« zu sein. Wenn diese Pflegerin ihm vom Stuhl in den Rollstuhl hilft, kann er ruhig bleiben. Uschi, so weiß er, vergewissert sich, ob sie seinen Wünschen gerecht wird, und zeigt zudem Verständnis für seine schwierige Situation. Bei den anderen Mitarbeiterinnen muß er dagegen das »Schlimmste« befürchten. Wird er von den anderen in den Rollstuhl umgesetzt, dann könnte er aus lauter Angst »verrückt« werden. Bei den anderen fühlt er sich unsicher und unverstanden. Er hat Angst, daß man ihn fallen läßt, und beginnt dann jedesmal aus Leid zu jammern. So auch in der folgenden Szene.

Heinz schiebt Herrn Schmitz wortlos auf seinen Platz im Tagesraum und hebt ihn ohne Vorankündigung unter den Armen hoch. Herr Schmitz beginnt laut zu jammern. Er läßt sich hängen, steht

dann sehr unsicher auf den Beinen und droht hinzufallen. Heinz bleibt ungerührt und belehrt ihn:
Fassen Sie mit der anderen Hand auch hier drüber!
Dann weist er ihn an:
So, mal drehen!
Herr Schmitz rutscht jammernd in seinen Stuhl. Heinz wendet sich ab und verläßt den Tagesraum. Er hat Herrn Schmitz während des gesamten Vorganges nicht einmal angesehen.

Der Altenpfleger deutet anschließend das Jammern von Herrn Schmitz durchaus richtig als dessen Versuch, Einfluß auf sein Verhalten gegenüber dem Bewohner zu nehmen. Er erlebt diesen Versuch aber als eine ungerechtfertigte Bevormundung, die gegen seine Person und seine Kompetenz als Altenpfleger gerichtet ist und die er sich deshalb nicht gefallen lassen will. Heinz bleibt in seinen Sicht- und Denkweisen gefangen und ist nicht bereit, Herrn Schmitz eine Chance auf Verständnis zu geben, die er als verwirrter alter Herr sicherlich verdient hätte. Auf den Vorschlag, Herrn Schmitz wenigstens einmal neurologisch untersuchen zu lassen, um so herauszufinden, ob man anders mit ihm umgehen müsse, antwortet Heinz: »Wieso? Der hat doch nichts. Der weiß genau, was er tut.« Eben nicht. Aber um das zu erkennen, benötigt Heinz ebenso wie manch anderer Altenpfleger Hilfen und Anleitungen, damit ihm seine Gefühle und Denkweisen sichtbar werden. Erst danach wird er wohl in der Lage sein, mit altersverwirrten Menschen wie Herrn Schmitz gelassener umgehen zu können.

Frau Franz will nicht aufstehen

Die Mitarbeiterinnen einer Pflegestation schätzen die stark verwirrte Frau Franz als eine aggressive und schwierige Bewohnerin ein, der man am besten nicht zu nahe kommt. Die meisten Probleme, so berichten sie, haben sie morgens, wenn sie sie aus dem Bett holen müssen. Frau Franz weigert sich aufzustehen und schlägt regelmäßig nach dem Mitarbeiter, der sie weckt.
Nach einer kurzen Besprechung sind die MitarbeiterInnen bereit, sich an einem Morgen bei der Pflege von Frau Franz beobachten und mit der Videokamera filmen zu lassen. Für den Tag der Beobachtung haben sie sich vorgenommen, sich mehr Zeit als üblich für Frau Franz zu nehmen.

Gegen 8.00 Uhr betritt die Altenpflegerin Jutta das Doppelzimmer von Frau Franz und Frau Dohmen und begrüßt beide mit einem »Guten Morgen«. Frau Franz scheint tief und fest zu schlafen. Jutta ruft sie mehrmals bei ihrem Namen, bis Frau Franz ihre Augen aufschlägt. Die Pflegerin verabreicht der alten Dame schnell die Augentropfen und fordert sie danach auf, wach zu werden und aufzustehen. Da Frau Franz aber keinerlei Anstalten macht, sich zu erheben, versucht Jutta die Bewohnerin an den Händen hochzuziehen. Als Jutta eine Hand losläßt, schlägt Frau Franz nach der Pflegerin.

Jutta berichtet dem Beobachter, daß dies jeden Morgen so ablaufe. Sie habe sich aber wie alle ihre KollegInnen auf die Aggressivität der Bewohnerin eingestellt und versuche, diese mit »Tricks« zu umgehen. Die Augentropfen werden der Bewohnerin beispielsweise verabreicht, solange Frau Franz noch nicht ganz wach ist und sie sich noch nicht wehren kann.
Diese Sichtweise der Pflegerin verrät, daß sie sich als Reagierende erlebt. Sie sieht sich zu einem bestimmten Umgang mit Frau Franz gezwungen, weil diese sich ihr und den anderen Pflegerinnen gegenüber aggressiv verhält. Die Überlegung, daß auch umgekehrt das Schlagen der Bewohnerin eine Reaktion auf das streckenweise sehr unsensible Verhalten der Pflegerinnen sein könnte, hat Jutta bislang nicht in Betracht gezogen. Sie fühlt sich eher als Opfer denn als Täterin.

Nachdem sich Frau Franz gegen Juttas Bemühungen gewehrt hat, beschließt die Pflegerin, Frau Franz vorerst liegenzulassen und zunächst die Zimmernachbarin Frau Dohmen zu waschen und anzukleiden. Als Jutta damit nach knapp 20 Minuten fertig ist und sie sich vergewissert hat, daß Frau Franz immer noch schläft, verläßt sie das Zimmer.
Gegen 8.50 Uhr bringt Schwester Helga das Frühstück an das Bett von Frau Franz. Diese ist in der Zwischenzeit wach geworden. Ohne ein Wort zu sagen, richtet Helga Frau Franz im Bett hoch, um sie in eine halbwegs sitzende Position zu bringen. Dann serviert sie das Frühstück auf einem Tablett vor Frau Franz. Als erstes stellt sie der Bewohnerin eine Schüssel mit Milchsuppe hin. Frau Franz greift sofort nach dem Löffel und ißt von der Milchsuppe. Unterdessen fährt Helga fort, das Frühstück vor Frau Franz aufzu-

bauen. Sie ordnet das Besteck, stellt Tasse und Kaffeekanne zurecht, belegt ein Brot und schiebt alles zusammen auf das Tablett. Zuletzt nimmt sie die zugeteilten Medikamente in die Hand und spricht Frau Franz zum ersten Mal an:
Frau Franz, darf ich Ihnen die Tabletten reintun?
Ohne eine Antwort abzuwarten, ergreift die Pflegerin die Hand, mit der Frau Franz gerade dabei ist, einen Löffel Milchsuppe zum Mund zu führen. Sie stoppt also die Bewegung der Bewohnerin und legt dann die Tabletten auf den Löffel mit der Milchsuppe. Zu Frau Franz sagt sie:
Hier mit dem Brei. Versuchen Sie mal!
Als Helga die Hand von Frau Franz wieder losläßt, verharrt die Bewohnerin in genau der Position, zu der sie durch den Eingriff der Mitarbeiterin gezwungen worden war. Frau Franz hält den Löffel fest in ihrer Hand, bleibt aber regungslos liegen. Schwester Helga will sie zum Weiteressen animieren:
Das sind die Tabletten Frau Franz. Die sind dabei.
Versuchen Sie mal. Mit dem Brei können Sie vielleicht am besten …
Da die Bewohnerin aber freiwillig nicht den Löffel mit den Medikamenten zum Mund führt, nimmt ihr Helga den Löffel aus der Hand und füttert sie. Damit scheint die Krankenschwester ihre wichtigste Aufgabe, nämlich das Verabreichen der Medikamente, erfüllt zu haben. Sie legt den Löffel in die Schüssel mit der Milchsuppe und wendet sich einer anderen Tätigkeit zu. Als sie bemerkt, daß Frau Franz bewegungslos liegen bleibt und das Frühstück nicht anrührt, fordert sie die Bewohnerin auf:
Nehmen Sie doch den Löffel!
Indem sie das sagt, führt sie auch schon die Hand der Bewohnerin an den Löffel, und ohne abzuwarten, was geschieht, verläßt sie das Zimmer. Frau Franz bewegt den Löffel in ihrer Hand ein wenig hin und her, ißt aber nichts mehr. In den nächsten 15 Minuten bleibt die Bewohnerin alleine.

Wie mag Frau Franz bis dahin das Verhalten der beiden Mitarbeiterinnen erlebt und empfunden haben?
Noch nicht ganz wach und die Welt um sich herum nicht einordnen könnend, fühlt sie sich sicher gestört und angegriffen, als man an ihr hantiert, etwas in ihre Augen träufelt und an ihr zerrt. Nachdem sie sich gewehrt hat, bekommt sie endlich Ruhe. Man läßt sie weiterschlafen. Als sie wach geworden ist, kommt ihr die warme

Milchsuppe sehr gelegen. Die Suppe befriedigt ihr Durst- und Hungergefühl und sorgt für einen frischen Geschmack in ihrem Mund. Wahrscheinlich würde ihr das Essen leichter fallen, wenn man ihr bereits die Brille aufgesetzt hätte. Aber auch so ist sie in der Lage, selbständig zu essen. Störend und auch verwirrend wirken allerdings die vielen Dinge, die die Mitarbeiterin um die Schüssel mit der Milchsuppe hinstellt. Könnte man sie nicht in Ruhe ihre Milchsuppe genießen lassen? Anschließend möchte sie gerne noch Kaffee trinken und ein Brot essen, aber wenn alles gleichzeitig vor ihr steht, findet sie sich nicht mehr zurecht. Plötzlich bemerkt sie, daß man ihre Hand festhält und sie daran hindert, ihre Milchsuppe zu essen. Dann legt die Pflegerin auch noch etwas auf den Löffel. Das ist ja geradezu ekelhaft. Jetzt wird ihr auch noch diese verschmutzte Suppe gefüttert. Kann man denn alles mit ihr machen? Das Benehmen der Mitarbeiterin ist ungeheuerlich. Sie, eine Frau, die selbständig essen kann, wird gefüttert. Was soll sie tun? Für den Moment ist sie außerstande zu reagieren. Das Ganze hat sie durcheinandergebracht.

Nach 15 Minuten betritt Jutta wieder das Zimmer und stellt fest, daß Frau Franz noch nicht gefrühstückt hat. Sie füttert die Bewohnerin mit einem Löffel Milchsuppe und redet ihr zu:
Wollen Sie mal die Milchsuppe probieren? Und? Lecker?
Danach führt die Altenpflegerin die Hand der Bewohnerin zum Löffel und fordert sie auf, selbständig zu essen:
Bitte schön, Frau Franz. Können Sie essen. Hier ist der Löffel. Tun Sie mal essen, Frau Franz.
Jutta verläßt den Raum. Frau Franz verharrt weiterhin in ihrer Apathie.
Fünf Minuten später kommt Jutta wieder bei Frau Franz vorbei und fragt sie:
Möchten Sie nichts mehr frühstücken? Sind Sie satt? Kein Hunger mehr?
Der Blick von Frau Franz wird unruhig. Offensichtlich versteht sie die Pflegerin nicht.
Jutta drückt ihr ein Stück Marmeladenbrot in den Mund.
Frau Franz, hier haben Sie noch ein Marmeladenbrot.
Dann räumt Jutta kommentarlos das Frühstückstablett ab. Sie will nun endlich Frau Franz dazu bewegen, aufzustehen und sich waschen zu lassen.

Obwohl sich die Altenpflegerin Jutta erkennbar um Frau Franz bemüht, bleibt ihr Verhalten in vielen Punkten unangemessen. Jutta unterstellt, daß Frau Franz entscheiden kann, ob und was sie frühstücken will. Die Bewohnerin weiß aber, nachdem sie durch Schwester Helga beim selbständigen Essen unterbrochen wurde, ohne Anleitung nicht weiter. Die Milchsuppe, die Jutta der Bewohnerin einverleibt, ist nach 15 Minuten längst kalt und klebrig und kann kein Genuß mehr sein. Ihre Aufforderung an Frau Franz, selbständig zu frühstücken, steht im krassen Widerspruch zu der Tatsache, daß sie soeben Frau Franz gefüttert hat. Wie soll die verwirrte Bewohnerin diesen unvereinbaren Widerspruch zwischen dem, was Jutta mit ihr tut und was die Pflegerin ihr sagt, einordnen können? Was soll Frau Franz, die außer ein wenig Milchsuppe an diesem Morgen noch keine Nahrung zu sich genommen hat, auf die Nachfragen der Pflegerin, ob sie satt sei, antworten? Juttas Fragen haben keinen Bezug zur tatsächlichen Situation der Bewohnerin. Eine echte Gelegenheit, auf das Geschehen Einfluß zu nehmen, räumt Jutta der Bewohnerin ohnehin nicht ein. Da Frau Franz erkennbar noch nicht gefrühstückt hat, sind die Nachfragen der Mitarbeiterin eher als Überleitung zum nächsten Pflegeschritt, nämlich dem Aufstehen und Waschen, gedacht.

Nachdem Jutta das Frühstück zur Seite geräumt hat, will sie Frau Franz zum Verlassen des Bettes bewegen. Sie wendet sich an Frau Franz:
Frau Franz, möchten Sie sich mal hinsetzen? Aber dann müssen Sie mir mithelfen. Geben Sie mir mal die Hand!
Die Pflegerin zieht Frau Franz an den Armen hoch. In diesem Augenblick ruft eine andere Mitarbeiterin vom Flur aus nach Jutta. Diese schreit, ohne Frau Franz loszulassen, zurück:
Ja, hier, bei Frau Franz!
Frau Franz ist sichtbar irritiert. Warum, so mag sie sich fragen, wird ihr Name so laut gerufen. Sicherlich kann sie nicht richtig einordnen, daß die Mitarbeiterin zwar an ihr handelt, aber mit anderen Personen spricht und dabei ihren Namen sehr laut erwähnt. Alles scheint durcheinander zu gehen.

Endlich hat es Jutta geschafft, Frau Franz aufzurichten. Die Bewohnerin sitzt auf der Bettkante. Jutta setzt sich neben sie, und nun entsteht folgendes Gespräch zwischen den beiden:

Jutta: *Nackte Beine hat sie. Haben Sie schön geschlafen? Möchten Sie keinen Kaffee mehr trinken?*

Frau F.: *Nein.*

Jutta: *Und auch nichts mehr essen?*

Frau F.: *Nein.*

Jutta: *Was möchten Sie denn? Möchten Sie aufstehen? Möchten Sie sich waschen?*

Frau F.: *Du mußt doch arbeiten.*

Jutta: *Ja, ich weiß. Leider. Soll ich Ihnen helfen beim Waschen?*

Frau F.: *Nein.*

Jutta: *Möchten Sie ein Kleid anziehen, Frau Franz?*
Gucken Sie mal, jetzt haben Sie ein Nachthemd an.
Das ist ganz schön schmutzig. Sehen Sie das?
Das ist voll Kaffee, wollen Sie das ausziehen?
Und das Bett ist naß.

Frau F.: *Naß?*

Jutta: *Ja, das Bett ist naß.*

Frau F.: *Wo denn?*

Jutta: *Da, wo Sie sitzen. Und der ganze Po ist naß.*

Frau F.: *Ja?*
Nee!

Jutta: *Doch fühlen Sie. Fühlen Sie mal das Nachthemd.*
Das ist naß. Wollen Sie aus dem Nassen 'raus?

Frau F.: *Das kann ich nicht … (unverständlich)*

Jutta: *Ich bin doch dabei. Ich kann Ihnen doch helfen.*

Frau F.: *Das ist viel Arbeit.*

Jutta: *Nein, Frau Franz. Das schaffen wir beide schon, wenn Sie mir mithelfen. Sie müssen nur mithelfen. Soll ich mal den Schlüpfer holen, die Strumpfhose, die Schuhe? Frau Franz, soll ich das mal machen?*

Jutta will und muß erreichen, daß Frau Franz aufsteht, sich waschen und sich ankleiden läßt. Bei oberflächlicher Betrachtung gewinnt man den Eindruck, daß die Pflegerin bemüht ist, ihr Ziel mit wenig Lenkung bei gleichzeitig hoher Wertschätzung zu erreichen. Jutta fragt nach den Wünschen von Frau Franz und begründet ihre Erwartungen an die Bewohnerin. Sie bleibt ruhig und nimmt sich viel Zeit für Frau Franz.
Sieht man genauer hin, dann läßt sich aus dem Gespräch der beiden ablesen, daß Jutta und Frau Franz die Wirklichkeit jeweils

anders wahrnehmen und erleben. Jede der beiden bleibt in ihrer Welt verhaftet, und so findet kein echter Dialog mit der Aussicht auf Verständigung zwischen Pflegerin und Bewohnerin statt. Folgerichtig muß es zu Mißverständnissen kommen, wie noch zu sehen sein wird.

Jutta denkt und handelt wie eine Pflegerin, die bei einer von mehreren Bewohnerinnen die morgendliche Pflege zu leisten hat. Frau Franz dagegen reagiert, als lebte sie in ihrer Privatwohnung. Eine ihr bekannte Person ist zu ihr in die Wohnung gekommen, um ihr Hilfe anzubieten. Sie will dieser Person möglichst wenig Arbeit bereiten und ihr nicht zur Last fallen. Am liebsten wäre es ihr, wenn sie selber für sich sorgen könnte. Als sich Frau Franz von der Pflegerin immer heftiger gedrängt fühlt, aufzustehen und sich waschen zu lassen, sagt sie zu Jutta: »Du mußt doch arbeiten.« Mit dieser Aussage könnte Frau Franz zum Ausdruck bringen wollen, daß sie ihre Ruhe haben will und daß sie es nicht besonders mag, wenn sich fremde Menschen derart intensiv um sie kümmern. Wahrscheinlich bedient sich die Bewohnerin mit dieser Aussage einer Strategie, die sie auch in ihrem früheren Leben angewendet hat, um sich einer allzu aufdringlichen Fürsorge zu entledigen. Sie verweist Jutta darauf, daß sie doch sicherlich Wichtigeres zu tun habe, als sich um sie zu kümmern.

In diesem Sinne begreift auch Jutta die Äußerung. Allerdings versteht die Altenpflegerin sie nicht als Signal der Gefühlswelt von Frau Franz. Jutta bleibt in ihrer Realität und amüsiert sich über die unfreiwillige Komik, die in der an sie gerichteten Aufforderung liegt, ihre Arbeitsstelle zu verlassen, um pünktlich zur Arbeit zu kommen. Indem sie der Bemerkung keine weitere Bedeutung zumißt, vertut die Pflegerin die Gelegenheit, sich in die Welt der Frau Franz hineinzuversetzen.

In ihrem Bemühen, die verwirrte alte Dame zum Aufstehen zu überreden, nennt Jutta dann mehrere Gründe, warum Frau Franz das Bett verlassen soll. Frau Franz reagiert auf die Aufzählung der Gründe erst, als sie hören muß, daß ihr Bett naß sei. Sie fragt erschrocken nach, um sich zu vergewissern, ob sie die Pflegerin richtig verstanden hat. Jutta mißversteht diese Reaktion. Sie wähnt darin ein Zeichen, daß Frau Franz bald aufstehen wird, wenn sie ihr beweisen kann, daß ihr Bett tatsächlich naß ist. Frau Franz aber will mit ihrer Nachfrage vielmehr ihre Empörung über die Behauptung der Pflegerin zum Ausdruck bringen. Wieso, scheint sich Frau Franz aufzuregen, kann eine fremde Person in ihrer Wohnung behaupten, ihr Bett sei naß? Vorsichtshalber fragt sie nochmals nach, um Jutta Gelegenheit zu geben, die offenbar grundlose Anschuldigung rückgängig zu machen. Jutta aber bleibt bei ihrer Deutung. Sie versteht die nachfolgenden Einwände und Korrekturversuche der Bewohnerin nicht, die nicht zugeben kann, daß sie ihr Bett eingenäßt haben soll.

Jutta: *Und jetzt stehen Sie auf, Frau Franz? Ja, möchten Sie aufstehen?*
Frau F.: *Was, was soll, soll ich denn aufstehen?*
Jutta: *Weil das Bett ganz naß ist. Ihr Bett ist naß.*
Frau F.: *Hier das Bett?*
Jutta: *Das Bett ist naß. Und deswegen müssen Sie aufstehen. Dann können wir das Bett gleich trocken machen und den Po waschen.*
Frau F.: *Wer hat das Bett denn getan?*
Jutta: *Die Frau Franz hat das Bett naß gemacht.*
Frau F.: *(Unverständliches Gemurmel) Das mach ich nicht.*
Jutta: *Doch! Das haben Sie bestimmt im Schlaf gemacht, Frau Franz, wo Sie so feste geschlafen haben.*
Frau F.: *Nee!*
Jutta: *Ist ja nicht so schlimm.*
Frau F.: *Nee, das mach ich nicht. Daß mich das nicht tun wollte.*
Jutta: *Frau Franz, passen Sie mal auf! Ich hol jetzt den Nachtstuhl.*
Frau F.: *Ich habe ja 'nen Nachtstuhl.*
Jutta: *Wo ist der Nachtstuhl denn?*
Frau F.: *Hier.*
Jutta: *Nein, das sind Schuhe.*

Anhand dieser Szene können die unterschiedlichen Realitäten von Jutta und Frau Franz noch einmal genauer dargelegt werden. Die Altenpflegerin sieht und erlebt die Situation so: Frau Franz hat eingenäßt. Sie muß deshalb die Bewohnerin mit allen Mitteln aus dem Bett holen, damit sie die Bewohnerin waschen und das Bett neu beziehen kann. Da Frau Franz nicht mehr Herr ihrer Sinne ist, gibt Jutta der Bewohnerin keine Schuld an dem »Malheur«. Vielmehr zeigt sie Verständnis und signalisiert Frau Franz, daß sie sich nicht schämen muß. Sie bietet ihr sogar einen Ausweg aus der

»peinlichen« Situation an: »Das haben Sie bestimmt im Schlaf gemacht.« Warum aber, fragt sich Jutta, bleibt Frau Franz in ihrer abwehrenden Haltung. Die Bewohnerin, meint sie, müßte doch merken, wieviel Geduld und Verständnis sie aufbringt. Da könne sie ein wenig Vertrauen und Kooperation von Frau Franz erwarten.

Frau Franz sieht und erlebt die Situation aber offenbar ganz anders. Sie war immer eine Frau, die ihr Leben lang großen Wert auf Sauberkeit, Ordentlichkeit und Selbständigkeit gelegt hat. Der Gedanke, sie könnte ihr Bett eingenäßt haben, ist für sie ausgeschlossen. So eine »Schweinerei« würde sie nie machen; sie betont: »Das mach ich nicht«, und dann wiederholt sie: »Nee, das mach ich nicht.« Wenn die Mitarbeiterin dennoch unumstößlich behauptet, ihr Bett sei naß, dann muß sie sich nach ihrer Logik fragen, wer wohl ihr Bett eingenäßt habe: »Wer hat das Bett denn getan?« Die Mitarbeiterin gibt ihr die Schuld, und zwar in einem Ton, mit dem man normalerweise kleinen Kindern Unartigkeiten verzeiht: »Die Frau Franz hat das Bett naß gemacht.« Die direkte Anschuldigung der Pflegerin bringt die Bewohnerin durcheinander, es verschlägt ihr die Sprache; man kann nicht mehr verstehen, was sie sagt. Wenn sie tatsächlich ins Bett gemacht hätte, müßte sie sich ja zu Tode schämen. Dann belehrt die Pflegerin sie auch noch, daß es nicht schlimm sei, schlafend ins Bett zu machen. Natürlich, mag Frau Franz denken, ist ein solches Versagen schlimm. Wenn sie es wirklich getan hätte, müßte sie sich auf jeden Fall entschuldigen, was sie ja ansatzweise auch versucht: »Daß mich das nicht tun wollte.« Schließlich, wird sie sich sagen, ist sie kein kleines Kind mehr, das einfach ins Bett machen darf. Aber wer weiß? So wie sie von der Pflegerin behandelt wird, könnte es sein, daß sie ihrem Verstand noch weniger trauen kann, als sie bisher angenommen hat. Wie abgebaut, mag sich Frau Franz fragen, muß sie schon sein, wenn sie die Erlaubnis erhält, wieder wie ein kleines Kind ihr Bett einnässen zu dürfen.

Aus der Sichtweise von Frau Franz bewirkt also die gute Absicht von Jutta geradezu das Gegenteil. Die verständnisvoll gemeinten Äußerungen, »Das haben Sie bestimmt im Schlaf gemacht« und »Ist ja nicht so schlimm«, helfen Frau Franz nicht, sondern führen ihr erst die Peinlichkeit, das Bett eingenäßt zu haben, im vollen Umfang vor Augen. Jetzt muß sie sich für etwas schämen, das sie nach ihren eigenen Ansprüchen nicht getan haben darf.

Hätte Jutta einen Zugang zu der Welt von Frau Franz gefunden, dann hätte sie der Bewohnerin diese Unannehmlichkeit ersparen können. Sie hätte auf die Frage von Frau Franz, warum sie aufstehen solle, vielleicht mit dem Hinweis auf das schöne Wetter oder einer zu erwartenden angenehmen Beschäftigung (die freilich im Fall von Frau Franz noch zu schaffen gewesen wäre) geantwortet und wäre auf das eingenäßte Bett gar nicht eingegangen. Frau Franz hätte in Ruhe in ihrer ver-rückten Welt bleiben können, ohne sich schämen und aufregen zu müssen.
Da das Denken und Handeln der Mitarbeiterin aber einzig aus der Sichtweise einer funktionalen Pflege bestimmt wird, versteht sie die ver-rückte Welt von Frau Franz nicht. Sie kann deshalb der Bewohnerin auch nur aus ihrer Sichtweise antworten und ihr sagen, sie soll aufstehen, weil das Bett neu bezogen werden muß.
Mit soviel Unverständnis konfrontiert, verwirren sich die Gedanken von Frau Franz zuletzt in einem Maße, daß sie die Frage nach dem Nachtstuhl nicht mehr versteht. Sie behauptet einfach, sie habe einen Nachtstuhl, als ihr Jutta vorschlägt, einen zu holen. Daraufhin treibt Jutta, nun aber bewußt und gezielt, die Bewohnerin wiederum in die Enge. Sie fragt Frau Franz, wo denn der imaginäre Nachtstuhl sei. Diese Frage kann Frau Franz natürlich nicht beantworten.
Wer derart wie Frau Franz bewußt oder unbewußt bloßgestellt und in die Enge getrieben wird, hat wohl allen Grund, sich gelegentlich gegen die unverschämten MitarbeiterInnen zu wehren.
Schließlich gelingt es Jutta, Frau Franz zum Verlassen des Bettes zu bewegen, sie zu waschen und anzukleiden. Diese Vorgänge sollen nun nicht weiter im Detail beschrieben werden. Interessant scheinen allerdings noch vier Beobachtungen zu sein, weil sie einen Einblick in das Denken und Erleben der Bewohnerin gestatten. Sie sollen an dieser Stelle besonders erwähnt werden, weil ähnliche Signale anderer Bewohnerinnen im Alltag oft übersehen werden.

a) Frau Franz sitzt vor dem Waschbecken. Jutta hat ihr den Waschlappen in die Hand gelegt und fordert sie auf, sich das Gesicht zu waschen. Die Bewohnerin weigert sich. Schließlich verliert Jutta die Geduld und drängt Frau Franz:
Soll ich Ihnen denn helfen?
Frau Franz fragt:

Nee! Wofür?
Als Jutta antwortet, um ihr das Gesicht zu waschen, winkt Frau Franz ab:
Och was! Ich kann selbst.
Sie reibt sich daraufhin mit dem Waschlappen durch ihr Gesicht.

Wenn man Frau Franz Zeit läßt und die Pflegeabläufe anders als üblich organisiert, dann ist Frau Franz also durchaus in der Lage, sich selbst zu waschen. Das käme ihrem Streben nach Selbständigkeit, das in dieser Beobachtung an ihrer Reaktion zum Vorschein kommt, zweifellos sehr entgegen.

b) Schwesternhelferin Ilse will das Gesicht von Frau Franz eincremen und sagt zu der Bewohnerin:
Da tun wir mal ein bißchen Creme drauf. Sollen wir das?
Frau Franz wehrt ab:
Och nix!
Ilse versucht es nochmal:
Ein bißchen. Dann juckt es nicht so.
Aber Frau Franz will nicht:
Ich hab keinen Juck. (Juckreiz)

Offensichtlich mag es Frau Franz nicht besonders, wenn fremde Personen zu viel Aufhebens um sie betreiben.

c) Normalerweise wird Frau Franz von einer Mitarbeiterin nach dem Ankleiden gekämmt. Heute fragt Ilse entgegen dieser Gewohnheit:
Können Sie sich alleine kämmen?
Frau Franz nimmt das Angebot an:
Komm mal.
Sie greift nach dem Kamm und beginnt sich zu kämmen. Jutta und Ilse sehen staunend zu, weil sie damit nicht gerechnet hatten.

Auch in diesem Beispiel wird wieder der Wunsch von Frau Franz deutlich, möglichst ohne Hilfe auskommen zu wollen.

d) Frau Franz ist »fertig«, und Jutta will sie wie jeden Morgen in den Tagesraum der Pflegestation bringen. Die Bewohnerin weigert sich:

Ach was, da werd ich todmüde.
Jutta drängt weiter:
Was möchten Sie denn?
Frau Franz weiß, was sie will:
Laß mich mal allein.
Jutta gibt nicht auf:
Aber ich muß jetzt gehen.
Damit ist Frau Franz einverstanden:
Dann geh mal. Dann brauchst du nichts mehr zu tun.
Und ich … Dann geh ich dahin, wo ich hingehen muß.
Und Sie können gehen, wo Sie hinmüssen.

Erkennbar will Frau Franz in Ruhe gelassen werden und in ihrem Zimmer alleine bleiben.

Die vier Beobachtungen legen die Vermutung nahe, daß Frau Franz eine Frau ist, die keinem zur Last fallen will, die weitgehend selbst für sich sorgen will, die es nicht mag, wenn man sich zu intensiv um sie kümmert und die gern zurückgezogen für sich lebt. Behandelt wird sie dagegen wie jemand, der nichts selbständig erledigen und den man nichts alleine tun lassen kann. Sie wird gewaschen und gekämmt, obwohl sie zu beiden Verrichtungen selbständig in der Lage ist. Die Pflegerinnen sind während der Pflege ständig in ihrer Nähe und hantieren ohne Unterbrechung an ihr. Ist die morgendliche Pflege beendet, darf sie nicht zurückgezogen auf ihrem Zimmer bleiben, sondern sie wird im Tagesraum zu den anderen Bewohnern gesetzt. Das ist auch am Tag der Beobachtung nicht anders. Nachdem sie ihr Gesicht gewaschen hat, wird sie von Jutta noch einmal »gründlich« gewaschen; natürlich wird ihr auch trotz ihres Protestes das Gesicht eingecremt; nachdem sie ihre Haare gekämmt hat, bringt Ilse die Frisur »in Ordnung«, weil nach Einschätzung der Pflegerin offene Haare »unordentlich« wirken, und natürlich wird Frau Franz gegen ihren Willen auch an diesem Morgen in den Tagesraum gebracht.

Im Tagesraum kümmert sich innerhalb von knapp zwei Stunden bereits die vierte Mitarbeiterin um Frau Franz. Die Helferin Marion führt sie zu ihrem Stammplatz, und als sie die Bewohnerin in ihrem Stuhl fixiert hat, ermahnt sie Frau Franz:
Schön lieb sein! Nicht böse werden!

An dieser durch nichts gerechtfertigten Ermahnung läßt sich ablesen, daß Frau Franz längst nicht mehr als Person und Persönlichkeit gesehen und ernstgenommen wird. Sie ist als »aggressive Bewohnerin« abgestempelt und wird nur noch eindimensional durch die Brille dieses Etikettes betrachtet und entsprechend behandelt. Marion glaubt zu wissen, wie sich Frau Franz verhält und wie sie mit ihr umzugehen hat. Sie gibt sich keine Mühe mehr, ihren Umgang auf die jeweilige Situation abzustimmen. Die Helferin ist sich sicher, daß sie es bei Frau Franz mit einer bösartigen Bewohnerin zu tun hat, und ermahnt diese deshalb gewissermaßen im Vorgriff auf eine zu erwartende Feindseligkeit. Es kommt ihr alleine nicht in den Sinn, zu überlegen, ob sie durch ihre Erwartung an Frau Franz und ihren Umgang mit der Bewohnerin die Aggressionen bei Frau Franz erst hervorruft und verstärkt.
So verbringt nun Frau Franz den restlichen Vormittag fixiert in ihrem Stuhl gemeinsam mit anderen verwirrten Bewohnern ohne Ansprache und Beschäftigung. Hätten die Mitarbeiterinnen die Bedürfnisse und Wünsche der Bewohnerin verstanden und ernstgenommen, dann könnte jetzt Frau Franz alleine in ihrem Zimmer sitzen und sich beispielsweise vor einem Spiegel ihre Haare kämmen. Sie hätte dies sicherlich gerne getan. Jedenfalls hätte sie ihre Zeit sinnvoller verbracht als im Tagesraum, und sicherlich hätte es Frau Franz auch nicht gestört, wenn sie mit offenem Haar statt mit hochgestecktem Knoten in ihrem Zimmer gesessen hätte.
Rückblickend fällt auf, daß keine der vier Mitarbeiterinnen ein persönliches Wort mit Frau Franz an diesem Morgen gesprochen hat. Die gesamte Kommunikation zwischen Personal und Bewohnerin bezog sich auf das Pflegegeschäft. Weder fanden Alltagsgespräche statt, noch wurde nach den Befindlichkeiten der Bewohnerin gefragt. Frau Franz wurde nur dann angesprochen, wenn sie sich an der Erfüllung des Pflegeauftrages der Mitarbeiterinnen beteiligen sollte.
Gerade die Pflege aber interessiert Frau Franz am allerwenigsten.

Herr Kaiser will sich nicht waschen lassen

Herr Kaiser lebt mit seiner Ehefrau in einem Doppelzimmer auf der Pflegestation eines Altenheimes. Beide sind stark dementiell verändert. Während die MitarbeiterInnen Frau Kaiser als »pflegeleicht« einschätzen, haben sie nach eigener Aussage die größten Probleme mit Herrn Kaiser. Jeden Morgen findet ein Kampf zwischen ihnen und Herrn Kaiser statt, bis dieser endlich gewaschen ist. Freiwillig will keine Mitarbeiterin mehr die morgendliche Pflege bei Herrn Kaiser übernehmen.

Heute ist Schwester Marlies an der Reihe. Sie ist ein wenig nervös, als sie das Zimmer von Herrn Kaiser betritt. Der Bewohner tastet sich an seinem Tisch entlang, um seinen Stuhl zu finden, in dem er die meiste Zeit des Tages verbringt. Marlies spricht ihn an:
Herr Kaiser! Herr Kaiser, jetzt gehen wir ans Waschbecken zum Waschen.
Sie faßt den Bewohner unter dem Arm, hindert ihn daran, sich zu setzen, und führt ihn zum Waschbecken.

Ohne jegliche Ankündigung wird Herr Kaiser von der Mitarbeiterin in seiner Handlung unterbrochen. Das passiert ihm regelmäßig. Offenbar gehen die Mitarbeiterinnen davon aus, daß er nichts vorhat oder seine Vorhaben und Absichten bedeutungslos sind. Wie jedem anderen Menschen aber kann es auch einem altersverwirrten Menschen nicht recht sein, wenn er bei einer Handlung oder einer gedanklichen Beschäftigung abrupt unterbrochen wird. Ein nicht abgesprochener unvermittelter Eingriff, wie ihn Herr Kaiser gerade mal wieder erleben muß, kann durchaus mit dem Erleben verglichen werden, das mancher Leser haben wird, wenn ihm ein Dritter beim Betrachten einer spannenden Sendung das Fernsehgerät ausschaltet. Wer wird bei einem solchen Eingriff nicht ärgerlich oder wütend?

Herr Kaiser, möglicherweise längst an derartige Reglementierungen gewöhnt, läßt sich widerstandslos zum Waschbecken führen. Marlies weiß aus Erfahrung, daß der Bewohner bald Widerstand leisten wird. Sie bemüht sich deshalb, ruhig zu bleiben und beschwichtigend auf Herrn Kaiser einzureden. Da Frau Kaiser nach einem Krankenhausaufenthalt heute zurückerwartet wird, sagt sie:
Ihre Frau kommt heute aus dem Krankenhaus. Da machen wir Sie heute besonders hübsch.
Herr Kaiser drängt, Unverständliches murmelnd, vom Waschbekken weg zu der daneben befindlichen Zimmertür. Leise sagt er:

Raus, raus.
Marlies will ihn am Verlassen des Zimmers hindern und hält ihn fest:
Hier ist das Waschbecken.
Herr Kaiser läßt sich nicht beirren:
Nee.
Er geht gezielt zur Tür. Marlies versucht ihn zum Waschbecken zu ziehen:
Doch, hier müssen wir Sie waschen. Hier geht es raus.
Da gehen wir anschließend.
Herr Kaiser ist stärker als Marlies. Er öffnet die Zimmertür und sagt leise:
Raus, raus.
Marlies stellt sich vor Herrn Kaiser, um ihm den Weg zu versperren. Sie redet auf ihn ein:
Schauen Sie, hier draußen gehen wir später.
Da kommt Ihre Frau dann. Sie müssen doch fertig werden.
Wir müssen doch fertig werden mit dem Waschen, und danach kommt das Frühstück gleich. Da müssen wir Sie doch jetzt mal schön machen. Kommen Sie. Schauen Sie, hier das Waschbecken. Machen Sie die Türe wieder zu. Da gehen wir später raus. Wenn Sie richtig schön sind für heute.
Sie schließt die Tür und schiebt Herrn Kaiser zum Waschbecken.

Marlics versucht Herrn Kaiser abzulenken und freundlich zu stimmen, damit er sich von ihr waschen läßt. Als der Bewohner dennoch trotz all ihrer Bemühungen um Zuwendung vom Waschbekken wegdrängt und auf den Flur laufen will, wird sie aufgeregt und hektisch. Angespannt und nervös redet sie ununterbrochen auf Herrn Kaiser ein. Damit aber trägt sie keineswegs zur Beruhigung des aufgebrachten Bewohners bei. Wahrscheinlich wird Herr Kaiser die Vielzahl der Informationen, mit denen Marlies zuletzt auf ihn einstürmt, überhaupt nicht richtig einordnen können. Da ist von einer Person die Rede, die seine Frau sein soll, er soll gewaschen werden, das Frühstück kommt, er soll schön sein, er soll kommen, er soll schauen, dann wird vom Waschbecken gesprochen, er soll die Tür schließen, und dann soll er nach draußen gehen. Welcher verwirrte alte Mensch kann das alles auf einmal verstehen und begreifen?
Entscheidender aber für Herrn Kaisers Wunsch, das Zimmer zu

verlassen, um nicht gewaschen zu werden, dürfte seine Angst vor dem Waschbecken sein. Das Waschbecken, so werden die weiteren Beobachtungen noch deutlicher zeigen, macht ihm angst. Vor ihm will er weglaufen. Jedesmal, wenn Herr Kaiser in die Nähe des Waschbeckens kommt, wird er unruhig und erregt. Marlies nimmt ebenso wie ihre KollegInnen das immer wiederkehrende Ausweichen des Bewohners vor dem Waschbecken zwar zur Kenntnis, sie erkennt darin jedoch lediglich eine Störung des Pflegevorganges. Mithin konzentriert sie wie das gesamte Personal der Station ihre Bemühungen darauf, die Störung zu beheben, Herrn Kaiser also daran zu hindern, vor dem Waschbecken zu fliehen. Die Angst von Herrn Kaiser als die Ursache für das »störende« Verhalten wird nicht wahrgenommen. Damit wird die Gelegenheit vertan, einen Zugang in die andere Welt von Herrn Kaiser zu finden.

Der Konflikt zwischen der Mitarbeiterin und dem Bewohner ist vorgezeichnet: Marlies hat den Auftrag, Herrn Kaiser zu waschen. Herr Kaiser aber will nicht ans Waschbecken. Die Pflegerin sieht sich gezwungen, sich gegen den Willen des Bewohners durchsetzen zu müssen. Den Bewohner erlebt sie in diesem Konflikt als einen ungezogenen alten Mann, der sich nicht an die Spielregeln der Pflege hält, und nicht als eine Person, mit deren Wünschen und Ängsten sie sich auseinandersetzen muß.

Wie ihre KollegInnen in den Wochen zuvor, so ist auch Marlies mit der Bewältigung dieses Konfliktes überfordert. Sie versucht an das Verständnis und die Einsicht von Herrn Kaiser zu appellieren. Da ihre Appelle aufgrund des Zustandes von Herrn Kaiser erfolglos bleiben müssen, geht sie bald dazu über, dem Bewohner zu befehlen, was er zu tun hat. Dieser Wechsel in der Methode ist ihr aus der Kindererziehung vertraut. Wenn man »im Guten« nichts erreicht, so sagt sie sich, muß man eben durchgreifen. Unter dieser Voraussetzung muß der Konflikt eskalieren.

Zunächst, so zeigt die folgende Szene, wechseln sich bei Marlies Reglementierungen und Beschwichtigungen ab.

Marlies hat Herrn Kaiser an das Waschbecken gedrückt und sagt zu ihm:

So, Herr Kaiser, halten Sie sich mal da am Waschbecken fest. So, da ziehen wir dann den Bademantel aus.

Sie streift ihm den Bademantel ab und ermahnt ihn:

Halten Sie sich am Waschbecken fest.
Herr Kaiser widerspricht:
Nein.
Er wendet sich vom Waschbecken ab. Marlies befürchtet, daß er wieder das Zimmer verlassen will, und versucht ihn zurückzuhalten, indem sie ihn in einen Rollstuhl setzen will:
Setzen Sie sich mal hier. Wollen Sie sich hier drauf setzen?
Sie drückt ihn in den Rollstuhl und schiebt ihn vor das Waschbekken. Herr Kaiser sieht zum Waschbecken und sagt:
Draufsetzen.
Marlies bemerkt die Irritation des Bewohners und stellt richtig:
Nein. Hier draufsetzen. Setzen Sie sich ruhig hin.
Herr Kaiser bleibt im Rollstuhl sitzen, und nun bestimmt Marlies:
So, jetzt fangen wir mal an.
Herr Kaiser jammert:
Oh weh, oh weh, oh weh, oh weh!
Marlies unternimmt einen weiteren Versuch, Herrn Kaiser abzulenken:
Sagen Sie, wissen Sie, wie lange Ihre Frau schon weg ist? Wissen Sie das? Freuen Sie sich, wenn sie wieder zurückkommt aus dem Krankenhaus? Dann sind Sie nicht alleine.
Während die Pflegerin zu Herrn Kaiser spricht, beginnt sie, ihm die Jacke des Schlafanzuges auszuziehen. Herr Kaiser erregt sich und steht auf. Dabei verfängt sich die Jacke an seinem rechten Armgelenk. Da er keine Hose anhat, steht er nun vollkommen nackt vor der Pflegerin. Er brüllt:
Mach, daß Du ’raus! Raus!
Marlies versucht, ihn zu beschwichtigen:
Ich geh ja schon. Wir waschen. Schaun Sie mal, jetzt machen wir hier schön Wasser rein.
Sie dreht den Wasserhahn auf. Herr Kaiser steht neben dem Rollstuhl, er ist sehr aufgeregt und drängt zur Zimmertür. Marlies will ihn festhalten und stellt sich vor ihn, um den Weg zur Tür zu versperren. Sie fordert Herrn Kaiser auf:
Herr Kaiser setzen Sie sich hin! So können Sie nicht rausgehen!
Herr Kaiser brüllt:
Raus Du Schweinhund; Du Drecksack!
Er schiebt die Pflegerin vor sich her zur Tür hinaus auf den Flur und schreit sie an:
Raus! Mach, daß Du rauskommst! Sonst schmier ich Dir …

Auf dem Flur beruhigt sich Herr Kaiser schnell. Marlies drängt ihn in sein Zimmer zurück und redet ihm zu:
Herr Kaiser, schauen Sie mal. Kommen Sie doch mal rein.
Die Pflegerin hat Herrn Kaiser vor das Waschbecken gestellt und läßt ihn los, um die Zimmertür zu schließen. Sofort brüllt Herr Kaiser wieder.
Raus!
Er ist so aufgebracht, daß er Marlies aus dem Zimmer schubst. Marlies schreit den nackten alten Mann an …
Herr Kaiser! Sie können hier nicht so rumlaufen!
Das beeindruckt Herrn Kaiser aber überhaupt nicht. Hilflos ruft Marlies ihre KollegInnen um Unterstützung:
Kommt bitte mal jemand her!
Schwesternhelferin Astrid kommt ihr zu Hilfe. Beide nehmen auf dem Flur Herrn Kaiser zwischen sich, führen ihn in sein Zimmer und setzen ihn in den Rollstuhl.

Mit sich und dem verwirrten Herrn Kaiser alleine gelassen, ist Marlies hilflos und überfordert. Ihre Bemühungen, sich Herrn Kaiser zu nähern und ihn zu beruhigen, bewirken das genaue Gegenteil. In einer fatalen Wechselwirkung steigern sich ihre eigene Erregung und die des Bewohners. Sie zwingt Herrn Kaiser, immer wieder an das Waschbecken zu gehen, obwohl sich dieser jedesmal erkennbar in dessen Nähe aufregt und – was Marlies aber nicht registriert – sich schnell wieder beruhigt, sobald das Waschbecken aus dem Blickfeld des Bewohners verschwindet. Ihre Zusprüche, Ermahnungen und Befehle tragen sicherlich mit dazu bei, daß sich Herr Kaiser in seiner Abwehrhaltung steigert und schließlich zum Gegenangriff übergeht. In ihrer hilflosen Aufgeregtheit dreht Marlies auch noch den Wasserhahn auf. Sie beabsichtigt damit die Aufmerksamkeit des Bewohners auf das Waschen zu lenken. Tatsächlich aber bewirkt sie, daß eine zusätzliche Geräuschquelle Herrn Kaiser noch mehr verwirrt.
Die ohnehin angespannte Situation wird noch dadurch verschärft, daß Marlies den Bewohner vollkommen entkleidet. Dies ist ein Fehler, der in der Pflege alter Menschen leider immer noch beobachtet werden kann. Im Falle von Herrn Kaiser ließe sich dieser Fehler karikieren: Herr Kaiser steht nackt mit einer jungen Frau in seinem Zimmer, die ihm erzählt, daß bald seine Frau nach Hause kommt. Sicherlich eine Überinterpretation. Es ist aber

nicht auszuschließen, daß sich in den von Herrn Kaiser verwendeten Kraftausdrücken die Verletzung seines Schamgefühls widerspiegelt.
Die Lage wird für Herrn Kaiser nicht besser, als sich nun zwei Mitarbeiterinnen um ihn kümmern.

Nachdem Marlies und Astrid Herrn Kaiser vor das Waschbecken gesetzt haben, beginnen sie, ihn gemeinsam zu waschen. Beide reden auf ihn ein:
Jetzt ist Ruhe! Schön setzen! Es passiert gar nichts! Jetzt setzen Sie sich hin! Jetzt waschen wir Sie! Alles ist gar nichts.

Für die beiden ist die Grenze der Geduld und des Verständnisses überschritten. Sie ordnen nun an, was Herr Kaiser zu tun hat. Die überreizte Angespanntheit der Mitarbeiterinnen ist natürlich nicht dazu angetan, Herrn Kaiser in seiner Angst vor dem Waschbecken zu beruhigen. Von Marlies und Astrid festgehalten, hat er keine Chance mehr, vor dem Waschbecken davonzulaufen. Er ist unruhig und gereizt und versucht sich schreiend zur Wehr zu setzen.

Herr Kaiser schreit:
Schweinerei!
Marlies entgegnet ihm:
Passiert nichts. Alles in Ordnung.
Astrid versucht Herrn Kaiser abzulenken, damit Marlies ihn waschen kann:
Ist keine Schweinerei. Schön waschen, schön sauber machen.
Sie streichelt Herrn Kaiser über den Rücken. Marlies schickt sich an, das Gesicht von Herrn Kaiser zu waschen, als sie dessen Brille bemerkt:
Jetzt tun wir mal die Brille ab.
Gleichzeitig will Astrid die Jacke des Schlafanzuges, die noch immer um das Armgelenk des Bewohners hängt, entfernen. Sie fragt Herrn Kaiser:
Darf ich die haben? Geben Sie mir die Jacke. Darf ich die haben?
Herr Kaiser fragt nach:
Was?
Astrid erklärt ihm:
Die Jacke. Geben Sie mir die.
Die Pflegerin entfernt die Jacke und bedankt sich:

Danke schön.
Sie entfernt sich kurz von Herrn Kaiser, und in diesem Moment brüllt der Bewohner:
Ich hau alles kaputt!
Astrid beruhigt ihn:
Herr Kaiser, ganz ruhig.
Marlies, die schon seit einiger Zeit den Waschlappen in der Hand hält, wird ungeduldig:
Wir müssen Sie doch mal waschen. Schauen Sie mal, bloß ein bißchen.
Herr Kaiser verlangt:
Nicht da dran gehen!
Marlies mißt dieser Bemerkung keine Bedeutung zu und wiederholt:
Ist doch bloß ein bißchen.
Herr Kaiser besteht auf seinem Einwand und droht nun:
Wenn du da dran gehst.
Marlies wartet nicht länger ab und wäscht das Gesicht des Bewohners. Als Herr Kaiser etwas Unverständliches murmelt, behauptet sie:
Das ist nicht heiß, das Wasser.

Die beiden Pflegerinnen haben ihr Vorgehen nicht abgesprochen. So geschieht es, daß sie sich zeitgleich an Herrn Kaiser zu schaffen machen. Marlies nimmt die Brille ab, und Astrid entfernt die Schlafanzugsjacke. Da bleibt es nicht aus, wenn Herr Kaiser vollends den Überblick verliert. Insgesamt aber trägt Astrid zur Beruhigung des Bewohners bei. Astrid scheint eher einen Zugang in die Gefühlswelt von Herrn Kaiser zu finden als ihre Kollegin. Sie nimmt sich die Zeit, die Herr Kaiser benötigt, um beispielsweise auf Fragen antworten zu können. Marlies dagegen konzentriert sich ausschließlich auf den Waschvorgang, und sie unterläuft ständig die erfolgversprechenden Ansätze ihrer Kollegin. Sie ist entschlossen, Herrn Kaiser zu waschen, und ist nicht länger bereit, Rücksichten auf das unmögliche Verhalten des Bewohners zu nehmen.
Das rücksichtslose Verhalten der Pflegerin geht so weit, daß sie das Wärmeempfinden des Bewohners außer Betracht läßt. Sie entscheidet die Temperatur des Wassers: »Das ist nicht heiß, das Wasser.« Ohne Zweifel hätte Herr Kaiser selber feststellen können, ob

das Wasser zu heiß ist, wenn Marlies ihm Gelegenheit gegeben hätte, die Temperatur des Wassers an den Händen zu spüren, bevor sie ihm mit dem Waschlappen durch das Gesicht fährt.
In der nächsten Szene deutet sich weiteres Unheil für Herrn Kaiser an.

Marlies wäscht den Rücken des Bewohners, und Astrid ist derweil bemüht, Herrn Kaiser abzulenken. Astrid legt ihren Arm um die Schulter von Herrn Kaiser und fragt ihn:
Ist doch schön oder nicht?
Herr Kaiser verneint diese Frage:
Nein.
Er findet nicht schön, was mit ihm gemacht wird. Astrid will ihn überreden, doch zuzustimmen:
Och, Herr Kaiser.
Marlies mischt sich ein:
Wir sind gleich damit fertig.
Da schreit Herr Kaiser:
Dann schlag ich alles kaputt.
Herr Kaiser ist sehr erregt. Er erhebt sich aus dem Rollstuhl und brüllt:
Dann schmeiß ich alles raus. Dann schmeiß ich dich auch heraus.
Marlies ruft Herrn Kaiser zur Ordnung:
Herr Kaiser!
Beide Pflegerinnen drücken den Bewohner zurück in den Rollstuhl, und Astrid meint versöhnlich:
Herr Kaiser, setzen Sie sich mal wieder. Sie sind doch gleich fertig.
Marlies bestätigt ihre Kollegin:
Wir sind doch gleich fertig.
Astrid versucht Herrn Kaiser abzulenken:
Frühstück kommt.
Herr Kaiser wiederholt nun seine Forderung, die er in der vorangegangenen Szene bereits mehrfach erhoben hat:
Nicht da dran gehen.
Astrid versichert ihm:
Nee, Herr Kaiser, tut niemand. Niemand tut das.
Herr Kaiser atmet schwer. Er versucht ruhig zu bleiben. Während Marlies den Rücken des Bewohners abtrocknet, fragt Astrid ihre Kollegin:
Ist er unten schon fertig?

Marlies ahnt Schlimmes:
Unten? Nee.
Das kommt noch.

Beide Mitarbeiterinnen wissen, daß Herr Kaiser besonders aggressiv wird, wenn sein Unterleib gewaschen wird. Sie hätten also eigentlich vermuten können, daß Herr Kaiser seinen Unterleib und genauer seinen Penis meint, als er sie auffordert: »Nicht da dran gehen!«. Interessanterweise scheint dies weder Astrid noch Marlies klar zu sein. Selbst nach der Betrachtung der Videoaufzeichnung dieser Szenen behaupten beide, daß Herr Kaiser mit seinen Aufforderungen keineswegs seinen Penis gemeint haben könne. Sie bleiben bei ihrer schlichten Betrachtungsweise, daß sich Herr Kaiser einfach nicht waschen lassen will. Ihre einseitig an der funktionalen Pflege orientierte Sichtweise macht es ihnen unmöglich, wesentliche Details, wie die Ermahnungen von Herrn Kaiser, als solche zu erkennen und im Sinne des Bewohners zu interpretieren. Die anderen Mitarbeiterinnen verstehen nach Betrachtung der Videoaufzeichnungen Herrn Kaisers Ermahnungen sehr wohl so, daß die Pflegerinnen seinen Penis nicht berühren sollen. Man darf deshalb annehmen, daß Astrid und Marlies Anleitungen und Hilfen für den Umgang mit der Sexualität alter Menschen benötigen. Auf dieses Problem soll aber an dieser Stelle nicht eingegangen werden (näheres siehe Literaturhinweise).
Da Astrid und Marlies den Äußerungen von Herrn Kaiser keine besondere Bedeutung beimessen, sichern sie dem Bewohner bedenkenlos zu, nicht »da dran« zu gehen. Tatsächlich aber werden sie bald seinen Penis waschen. Herr Kaiser weiß natürlich, daß es so kommen wird. Schließlich macht er jeden Tag die Erfahrung, daß die Zusage, sein Penis würde nicht gewaschen, ohne Bedenken gebrochen wird. An diesem Tag, so zeigt die nächste Szene, ist das nicht anders.

Die beiden Mitarbeiterinnen reden gleichzeitig auf Herrn Kaiser ein, er solle ruhig bleiben:
Wir hören ja gleich auf. Gleich dürfen Sie sich hinstellen. Gleich fertig. Ist schon wieder gut. Dann gibt es einen schönen Kaffee.
Astrid streichelt den Kopf des Bewohners und meint zu ihrer Kollegin:

Jetzt ist er beruhigt.

Das glaubt auch Marlies, und so sieht sie den günstigen Moment gekommen, den Unterleib des Bewohners zu waschen:

So, Herr Kaiser, jetzt stehen Sie mal auf! Jetzt waschen wir den Popo. So, komm mal.

Beide ziehen Herrn Kaiser aus dem Rollstuhl hoch, um ihn hinzustellen.

Herr Kaiser verlangt:

Aber nicht da dran gehen!

Beide versichern ihm gleichzeitig:

Nein, keiner geht da dran. Nee, nee, gar nicht. Niemand geht da dran.

Herr Kaiser aber weiß, was ihn erwartet, und noch bevor er ahnend die Pflegerinnen ermahnt:

Jaa!

ist Marlies schon mit dem Waschlappen über seinen Penis gefahren. Astrid sagt noch schnell:

Niemand tut das.

Nun ist es aber Herrn Kaiser zuviel. Er brüllt:

Raus damit dann.

Marlies beeilt sich zu sagen:

Wir gehen dann. Dann lassen wir Sie alleine.

Herr Kaiser will sich aus der Umarmung durch Astrid losreißen, was ihm nicht gelingt. Er murmelt unverständliche Worte und sagt dann deutlich:

Ich hab das ja nicht gesagt …

Seine weiteren Worte bleiben unverständlich.

Marlies ist fertig und fordert nun Herrn Kaiser auf:

So, jetzt können Sie sich wieder hinsetzen.

Jetzt sind Sie schon gewaschen.

Astrid und Marlies ziehen Herrn Kaiser im Rollstuhl vom Waschbecken weg in die Mitte des Zimmers. Astrid fragt ihn:

Ist gut so?

Herr Kaiser gibt eine eindeutige Antwort:

Nee, nicht gut.

Marlies wäscht den Waschlappen aus und ist froh, das »Schlimmste« geschafft zu haben. Sie wirft einen Blick auf den immer noch nackten Herrn Kaiser und trägt ihrer Kollegin auf:

Zieh ihm oben rum etwas an.

Am Ende hat Herr Kaiser keine Kraft mehr, Widerstand zu leisten. Abgefunden aber hat er sich noch nicht mit dieser täglichen Prozedur. Die Frage von Astrid, ob es ihm nach dem Waschen besser gehe, verneint er eindeutig. Die Mitarbeiterinnen hätten wenigstens seinen Wunsch respektieren und ihm Gelegenheit geben sollen, seinen Penis selber zu waschen. Dazu ist Herr Kaiser, wie so viele andere verwirrte alte Menschen, denen der Unterleib in einem »Aufwasch« mit gewaschen wird, durchaus in der Lage. Vielleicht wäre dann die Antwort von Herr Kaiser versöhnlicher ausgefallen.
Entscheidender für das Wohlbefinden des Herrn Kaiser wäre es allerdings, wenn die Mitarbeiterinnen seine Angst vor dem Waschbecken ernst nähmen. Diese Angst ist so deutlich zu beobachten, daß es erstaunt, wieso das Personal sie übersieht. Bis zur nächsten Szene bleibt Herr Kaiser ruhig im Rollstuhl sitzen, selbst dann, als ihm ein Urinal angelegt wird. Er erregt sich aber sofort wieder, als Astrid ihn zum Rasieren an das Waschbecken schiebt.

Astrid fragt Herrn Kaiser:
Gehen wir zusammen zum Waschbecken, Herr Kaiser?
Ohne eine Antwort abzuwarten, schiebt sie den Bewohner im Rollstuhl vor das Waschbecken. Herr Kaiser wird unruhig und versucht aufzustehen. Astrid befiehlt ihm:
Sitzen bleiben! Schön sitzen bleiben. Nur ein bißchen rasieren. Nicht aufstehen! Nicht aufstehen! Nein! Nein!
Herr Kaiser hat den Rollstuhl verlassen und brüllt:
Raus! Sonst fang ich nochmal richtig an.
Er drängt zur Zimmertür und sagt mehrfach leise:
Raus, raus, raus.
Marlies hält Herrn Kaiser an der Zimmertür auf und bringt ihn zurück in den Rollstuhl. Herr Kaiser ist erschöpft. Marlies will sich auch nicht in einen weiteren Konflikt einlassen und schlägt ihrer Kollegin vor:
Dann machen wir das mit dem Rasieren später.

Damit ist der Kampf zwischen den Mitarbeiterinnen und dem Bewohner bis zum nächsten Morgen beendet.
Als die Pflegerinnen der Station auf die Angst von Herrn Kaiser vor dem Waschbecken angesprochen werden, antworten sie, es sei ganz unmöglich, daß ein Mensch Angst vor einem ganz gewöhn-

lichen Waschbecken habe. Aber ist das Waschbecken für Herrn Kaiser ein gewöhnlicher Gegenstand? Die Mitarbeiterinnen verkennen, daß Herr Kaiser in einer anderen Welt als der ihren lebt. Das Waschbecken kann für ihn etwas ganz anderes bedeuten. Es ist schwer herauszufinden, wie Herr Kaiser das Waschbecken erlebt, unschwer aber ist zu erkennen, daß es ihn derart ängstigt, daß er vor ihm weglaufen will. Da Herr Kaiser regelmäßig in das Waschbecken uriniert, ließe sich vermuten, daß es ihn ekelt, in der »Toilette« gewaschen zu werden. Wie auch immer, Herr Kaiser kann an diesem Waschbecken nicht in Ruhe gewaschen werden. Er benötigt zum Waschen einen Ort, an dem er sich sicher fühlen kann.

Als die Mitarbeiterinnen diese Sichtweise nachvollziehen konnten, war es sehr leicht, eine Lösung für den schwierigen Umgang mit Herrn Kaiser zu finden. Der Platz, an dem sich Herr Kaiser sicher und geborgen fühlt, ist schnell bestimmt: es ist der Tisch, vor dem er die meiste Zeit des Tages verbringt. Also wird Herr Kaiser an diesem Tisch aus einer Waschschüssel gewaschen. Damit ist der morgendliche Kampf beendet, Herr Kaiser läßt sich fortan ohne Widerstände waschen.

Bisweilen ist der Umgang mit Verwirrten eben ganz einfach, wenn sich die MitarbeiterInnen von eingefahrenen Sicht- und Denkweisen lösen können und einen Zugang in die ver-rückte Welt der Verwirrten finden. Ob ein Bewohner am Waschbecken oder an seinem Tisch aus einer Schüssel gewaschen wird, macht für die Sauberkeit keinen Unterschied, wohl aber für das Wohlbefinden des Bewohners und das der Mitarbeiterinnen.

Zwischenüberlegungen

Die Protokolle aus dem Pflegealltag haben die Überforderung vieler Pflegerinnen im Umgang mit altersverwirrten Menschen hinreichend belegt. Immer wieder entstehen zwischen Pflegerin und Bewohnerin Konflikte, an denen zwar oft genug beide Beteiligten zu leiden haben, in deren Verlauf aber der Altersverwirrte meist zum Verlierer wird. So bleiben in der alltäglichen Auseinandersetzung mit verwirrten alten Menschen die idealen Vorstellungen von einer am Menschen orientierten Pflege, um deren Einhaltung sich die allermeisten Pflegerinnen bemühen, schnell auf der Strecke.
Offensichtlich brauchen Pflegerinnen Hilfe und Unterstützung, damit sie durchgängig in der Lage sind, den Umgang mit Altersverwirrten so zu gestalten, daß sie die in Grenzen vorhandene Selbständigkeit und die vielen Eigenständigkeiten der alten Menschen erkennen und respektieren können. Da im Alltag ein ständiger Zwang zum Handeln und Reagieren besteht, benötigen sie vor allem eine Praxisbegleitung, in der sie bei jedem einzelnen verwirrten Menschen und immer wieder neu

- zu Distanz und Reflexion
- zur genauen Beobachtung
- zum Verstehen lernen
- zur Kompromißfähigkeit und
- zum (ger-)agogischen Handeln

angeleitet werden. Diese fünf Aspekte einer Praxisbegleitung sollen nun näher erläutert werden.

Anleitung zu Distanz und Reflexion

MitarbeiterInnen in der Altenpflege halten in ihrem Umgang mit dementiell veränderten alten Menschen oft an ihren Alltagsvorstellungen von einem »richtigen«, »ordentlichen« und »anständigen« Verhalten fest. Eine derartige Einstellung muß zu Reibungen und Konflikten führen, da die Verwirrten eben in eine andere Welt ver-rückt sind. Nur wenn es den Pflegerinnen gelingt, sich von mancher ihrer Normen und Wertvorstellungen zu lösen, wer-

den sie Konflikte vermeiden können, auf deren Bearbeitung sie viel Zeit und Kraft verwenden.
Wenn die Schwesternhelferin Ilse und ihre KollegInnen ihre Vorstellung von einer »ordentlichen« Frisur aufgeben könnten, dann müßte Frau Franz, die der Leser in den Protokollen kennengelernt hat, nicht die ihr unangenehme Prozedur des Kämmens über sich ergehen lassen, und umgekehrt müßten die MitarbeiterInnen nicht länger unter den teilweise aggressiven Abwehrversuchen der Bewohnerin leiden. Eine solche Einstellungsänderung beim Personal hätte zudem den Vorteil, daß sich Frau Franz selber kämmen könnte. Noch, so zeigte das Protokoll, verhindert die Vorstellung der Pflegerin von einem »ordentlichen« Aussehen eine mögliche partielle Selbständigkeit der Bewohnerin.
Eine Reflexion über die Gültigkeit der Norm- und Wertvorstellungen bei den MitarbeiterInnen würde bei anderen Bewohnerinnen dazu führen, daß sie zwei Röcke überziehen oder ein Kleid mit einem Nachthemd kombinieren dürften, ohne daß sie sich darüber in oft unerfreulicher Weise mit den Pflegerinnen auseinandersetzen müßten. Herr Cremer beispielsweise, auf dessen Fall hier nicht näher eingegangen werden soll, hätte bei einer Anleitung der Mitarbeiterinnen zu Distanz nicht sediert werden müssen. Der altersverwirrte Herr sprach jede Pflegerin mit dem immer gleichlautenden Satz »Ich will Dich bumsen« an. Obwohl keine Mitarbeiterin befürchtete, daß Herr Cremer ihr jemals zu nahe treten würde, empfanden sie den Spruch des Bewohners als eine Beleidigung, die sie nicht hinnehmen wollten. Herr Cremer wurde »ruhig« gestellt.
Darüber hinaus müssen Pflegerinnen bisweilen angeleitet werden, eine Distanz zu ihren Gefühlen und gefühlsmäßigen Übertragungen zu entwickeln. Zwangsläufig treffen die Mitarbeiterinnen in der Altenpflege auf Menschen, die sie nicht mögen, deren Eigenschaften und Eigenarten sie abstoßen oder deren sozialisationsbedingtes Verhalten sie nicht einordnen können. Gelingt es nicht, die dabei oft auftretenden Gefühle von Widerwillen, Wut, Haß oder Ekel durch eine distanzierte und reflektierte Sichtweise zu kontrollieren, dann haben meist beide, der alte Mensch und der Pfleger, zu leiden. Gelegentlich reicht es, mit den Pflegerinnen über ihre Gefühle gegenüber bestimmten Bewohnerinnen zu reden, damit sie zu einem souveräneren Umgang fähig sind. In vielen Fällen aber ist eine Supervision unumgänglich.

Anleitung zum genauen Beobachten

In der alltäglichen Pflege werden allzuoft Details, die sich bei genauerem Hinsehen als sehr wichtig für den Umgang mit Verwirrten erweisen, übersehen. Durch eine Praxisbegleitung kann den PflegerInnen gezeigt werden, welche Wirkungen ihre unreflektierten Äußerungen und Handlungen bei dem Bewohner haben können. Durch die genaue Beobachtung der Gestik, Mimik und Sprache der altersverwirrten Menschen lernen sie Zugänge zu den ver-rückten Welten der alten Menschen kennen.
Nur wer ständig angeleitet wird, das tägliche Geschehen zwischen sich und einem alten Menschen immer wieder neu zu beobachten und das Beobachtete zu reflektieren, kann als PflegerIn auf Dauer verhindern, daß er/sie den altersverwirrten Menschen zum Pflegeobjekt degradiert.
Da sich in den Protokollen aus dem Pflegealltag genügend Beispiele finden, wie wichtig und hilfreich ein genaues Hinsehen für einen weniger belastenden und menschlicheren Umgang sein kann, soll an dieser Stelle der Hinweis auf das vorherige Kapitel genügen.

Anleitung zum Verstehen

Wenn es PflegerInnen schaffen, in die Welt des altersverwirrten Menschen einzudringen, dann erscheint bisweilen der zuvor als problematisch erlebte Umgang plötzlich verblüffend einfach. Als man beispielsweise bei Herrn Kaiser, der dem Leser in den Protokollen aus dem Pflegealltag vorgestellt wurde, dessen Angst vor dem Waschbecken erkannt hatte, wurde aus dem »unzumutbaren« Problemfall ein ruhiger Bewohner.
Die Annäherung an die Welt des Verwirrten bedeutet bei jedem Menschen eine neu zu vollbringende Leistung, und sie gelingt selten auf Anhieb. Auch hierzu brauchen PflegerInnen eine ständige Praxisbegleitung, die sie bei dem meist mühevollen Prozeß des Verstehens anleitet.
Bei den Versuchen, den altersverwirrten Menschen zu verstehen, ist es weniger entscheidend, ob es tatsächlich gelingt, die Gedanken- und Gefühlswelt des Verwirrten genau zu erfassen. Wichtiger ist vielmehr das ständige Bemühen, nach Umgangsformen zu suchen, von denen man annehmen darf, daß sie dem alten Menschen

einigermaßen gerecht werden. Man kann nie sicher sein, ob eine Deutung die Welt des Ver-rückten trifft oder ob sie bloße Spekulation ist. Die Deutungen dürfen nur als Konstruktionen verstanden werden, die bei dem Bemühen um einen menschlichen Umgang hilfreich sind. Sie müssen aufgegeben werden, wenn sich in einer problematischen Beziehung keine Verbesserung ergibt oder sich eine Beziehung wieder verschlechtert. Manche Deutungen erweisen sich in der Praxis erfreulicherweise allerdings über einen gewissen Zeitraum als tragfähig für einen wenig belastenden Umgang zwischen Pfleger und altem Menschen, beispielsweise bei Herrn Kaiser.

Als ein geeignetes Mittel, sich in die Welt des Verwirrten hineinzuversetzen, hat sich in der Praxisbegleitung die Methode der »Gefühlsmäßigen Analogie« bewährt. Bei dieser Methode versuchen sich Pflegerinnen einer ver-rückten Welt zu nähern, indem sie etwa folgende Sätze ergänzen:

Auch ich mag es nicht, …
(wenn ich nicht weiß, was man mit mir vorhat.)
Auch ich hasse es, …
(wenn man mich bei einer spannenden Beschäftigung unterbricht.)
Auch mir ist es peinlich, …
(wenn man mir einen Fehler nachweist.)
Auch ich bin irritiert, …
(wenn man meine Aussagen überhört.)
Auch ich fühle mich unwohl, …
(wenn mir ein Mensch zu nahe kommt, den ich nicht mag.)
Auch ich mag es nicht, …
(wenn man mich nicht ausreden läßt.)
Auch ich fühle mich …
(wenn …)

Weiterhin können Pflegerinnen in der Praxisbegleitung angeregt werden, nach den Gründen und Absichten zu forschen, die sich hinter einem ver-rückten Verhalten des Verwirrten verbergen. Warum und wozu handelt ein Verwirrter so, wie er handelt? Bei Herrn Kaiser könnte die Antwort lauten:

Weil mich das Waschbecken bedroht, wehre ich mich, damit ich nicht gezwungen bin, meine Angst aushalten zu müssen.

Für andere Bewohner könnten folgende Antworten gegeben werden:

Weil ich nicht weiß, was alles in dem Essen enthalten ist, verweigere ich die Nahrung, damit ich nicht vergiftet werde.

Weil ich nicht weiß, wo mein Besitz ist, behaupte ich, bestohlen worden zu sein, damit man mir hilft, meinen Besitz wiederzufinden.

Weil ich sexuelle Lust empfinde, befriedige ich mich, damit ich mich wohl fühle.

Weil ich alleine bin, schmiere ich mit Kot, damit ich Abwechslung habe.

Weil ich die Pflegerin nicht mag, tue ich immer das Gegenteil von dem, was sie verlangt, damit sie nicht mehr zu mir kommt.

Weil ich nicht will, daß die anderen meine Vergeßlichkeit bemerken, behaupte ich irgend etwas und beharre auf meiner Behauptung.

Weil ich in den Pfleger verliebt bin, wehre ich mich, von ihm gepflegt zu werden, damit er meinen Körper nicht sieht.

Die Liste ließe sich beliebig fortsetzen.

Anleitung zur Kompromißfähigkeit

Die Mitarbeiterinnen müssen immer wieder angeleitet werden, sich und den verwirrten alten Menschen als gleichberechtigte Partner anzusehen, die zunächst das gleiche Recht auf Beachtung ihrer Bedürfnisse haben, dann aber, um miteinander auskommen zu können, einen Kompromiß finden müssen, der keinen von beiden zu sehr belastet. In der Pflege altersverwirrter Menschen stößt dieses Modell eines gleichberechtigten Umgangs auf das grundlegende Problem, daß der dementiell Veränderte meist nicht in der Lage ist, sich gleichberechtigt in das Aushandeln eines Kompromisses einzuschalten. Der Verwirrte hat also nur dann eine Möglichkeit zur Mitsprache, wenn sich die Pflegerinnen zum Anwalt seiner Interessen machen. Mithin ist der Pfleger/ die Pflegerin gefordert, einen Kompromiß auszuhandeln, indem er sowohl seine eigenen Bedürfnisse als auch die des Bewohners, den er anwaltschaftlich vertritt, einbringt.
Ein Beispiel mag verdeutlichen, wie einfach sich ein Konflikt zwischen Bewohner und Mitarbeiterinnen lösen läßt, wenn ein Kompromiß gefunden wird, der beiden entgegenkommt:

Frau Ludwig hält sich die meiste Zeit des Tages im Flur der Station auf. Sie geht hinter jeder vorbeikommenden Mitarbeiterin her und bittet diese(n), sie nach Hause zu bringen. Die Mitarbeiterinnen ertragen die immer wieder gleiche, monoton vorgetragene Bitte nur für eine gewisse Zeit. Dann können sie, wie sie sagen, Frau Ludwig nicht mehr sehen und hören.

Die Pflegerinnen formulieren ihr durchaus verständliches Bedürfnis, von Frau Ludwig in Ruhe gelassen zu werden. Zugleich werden sie aber auch angehalten, als Anwalt von Frau Ludwig deren Bedürfnis zu benennen. Offensichtlich, so sind sich die Pflegerinnen einig, braucht Frau Ludwig Ruhe, Sicherheit und Ordnung in einer sich für sie auflösenden Welt.

Um beiden Bedürfnissen möglichst gerecht werden zu können, wird folgender Kompromiß abgesprochen: Die Mitarbeiterinnen wollen sich durch Frau Ludwigs Verhalten nicht mehr aus der Ruhe bringen lassen. Wenn Frau Ludwig ihnen nachläuft, wollen sie gelassen und indifferent auf ihre Bitte reagieren. Sie werden darauf verweisen, daß sie für den Moment keine Zeit haben. Als Gegenleistung bieten sie Frau Ludwig jeden Tag eine feste Verabredung von rund 15 Minuten an. Während dieser Zeit kümmert sich eine MitarbeiterIn ausschließlich um Frau Ludwig, versucht sie zu beruhigen und herauszufinden, was ihr helfen könnte und was ihr angenehm ist.

Mit diesem Kompromiß wurde sowohl den MitarbeiterInnen als auch Frau Ludwig geholfen. Frau Ludwig hatte die Gewißheit, daß einmal am Tag jemand für sie alleine da war, der sie ernstnahm und sich Zeit für sie ließ. Die Mitarbeiterinnen fühlten sich »nervlich« entlastet und hatten zudem nicht mehr das schlechte Gewissen, Frau Ludwig überhaupt nicht helfen zu können.

Kompromisse aushandeln bedeutet häufig auch, daß sich die PflegerInnen gegenüber Dritten zum Anwalt der Verwirrten machen müssen. Schwester Helga beispielsweise, die der Leser im Protokoll von Frau Franz kennengelernt hat, ist überzeugt, daß Frau Franz die Medikamente, die sie ihr jeden Morgen beim Frühstück verabreicht, nicht einnehmen will und sehr wahrscheinlich auch vergeblich einnimmt. Dennoch aber versucht sie mit allerlei Tricks, Frau Franz zur Einnahme der Tabletten zu überlisten. Sie macht sich somit zum Erziehungsagenten des Arztes und leidet mit Frau Franz. Es wäre für alle Beteiligten hilfreicher, wenn sie sich statt zum Erziehungsagenten des Arztes zum Anwalt der Bewohnerin gegenüber dem Arzt, der die ihrer Meinung nach überflüssigen Medikamente verschreibt, machen würde. Schwester Helga muß also wie so viele ihrer KollegInnen in der Altenpflege angeleitet werden, anwaltschaftlich die Bedürfnisse und Interessen der verwirrten Bewohnerinnen gegenüber Ärzten, aber auch Angehörigen und Besuchern, die nicht selten den Pflegerinnen Erziehungsaufträge erteilen, zu vertreten.

Anleitung zum (ger-)agogischen Handeln*

Altersverwirrte Menschen müssen gelenkt und geführt werden. Der Umgang mit diesen Menschen beinhaltet deshalb auch immer erzieherisches Handeln. Darüber aber sind sich viele Mitarbeiterinnen in der Altenpflege nicht bewußt. So entsteht oft eine Erziehungspraxis, bei der weder die Ziele und ihre Erreichbarkeit noch die Erziehungsmethoden und ihre Wirkungen und beabsichtigten oder unbeabsichtigten Nebenwirkungen bedacht und reflektiert werden. Altenpflegerinnen benötigen deshalb Anleitungen zum (ger-)agogischen Sehen, Denken und Handeln. Nur so scheint es möglich zu sein, eine einseitige Erziehung zur Anpassung an die funktionale Pflege oder auch zum Aktiv-Sein um der Aktivität willen zu verhindern. (Ger-)agogisch begründetes Handeln schließt ein einseitiges Beeinflussungsverhältnis vom agierenden Pfleger zum empfangenden alten Menschen aus. Es ist vielmehr durch die Spannung zwischen Beeinflussung und Zurückhaltung bestimmt. Die Pflegerinnen müssen der gegenwärtigen Verfassung des altersverwirrten Menschen gerecht werden und sich zugleich an den sich andeutenden Fähigkeiten und Eigenständigkeiten orientieren. Sie sind also zu einer ständigen Gratwanderung zwischen Gewährenlassen und Lenkung gezwungen, und sie müssen versuchen, ein möglichst optimales Gleichgewicht zu erreichen.
Allzuoft kann in der Altenpflege noch jene negative Erziehung beobachtet werden, in deren Verlauf altersverwirrte Menschen

* Wenn es um Erziehung und Bildung geht, dann wird gemeinhin von »Pädagogik« gesprochen. Da sich aber vom Wortstamm her gesehen Pädagogik auf die Erziehung und Bildung von Kindern und Jugendlichen bezieht, müßte korrekterweise von »Geragogik« die Rede sein, wenn es um Erziehungs- und Bildungsfragen bei alten Menschen geht. Hier wird die Schreibweise »(ger-)agogisch« gewählt, weil sich geragogisches Sehen, Denken und Handeln grundlegend kaum von pädagogischem Sehen, Denken und Handeln unterscheidet.

(und nicht nur diese) zur Unmündigkeit und Hilflosigkeit erzogen werden. Frau Adams ist für diese Praxis ein typisches Beispiel. Nach einem Oberschenkelhalsbruch kommt sie leicht verwirrt direkt vom Krankenhaus in ein Pflegeheim. Die Mitarbeiterinnen dort ermahnen sie, ruhig liegen- oder sitzenzubleiben. Frau Adams hält sich weitgehend an diese Anordnung, besteht aber darauf, alleine zur Toilette gehen zu wollen. Die Pflegerinnen verbieten ihr, alleine die Toilette aufzusuchen, aus der Sorge, daß Frau Adams, die noch unsicher auf den Beinen ist, wieder hinfallen könnte und sich erneut etwas brechen könnte. Frau Adams umgeht dieses Verbot und wird regelmäßig aufgegriffen, wenn sie durch ihr Zimmer oder den Flur auf der Suche nach der Toilette irrt. Da Ermahnungen und Verbote offenbar erfolglos bleiben, bringen die Pflegerinnen ein Gitter vor das Bett von Frau Adams an und fixieren sie tagsüber in ihrem Stuhl. Daß sie sie mit diesen Maßnahmen gewissermaßen nebenbei zur Inkontinenz erziehen, nehmen die MitarbeiterInnen in Kauf.
Würden die Pflegerinnen von Frau Adams (ger-)agogisch sehen, denken und handeln, dann würden sie sich sehr viel mehr auf die gesunden Anteile von Frau Adams konzentrieren und nach Entwicklungsmöglichkeiten Ausschau halten. Sie würden versuchen, innerhalb der vorgegebenen Grenzen die Eigenständigkeiten der Bewohnerin aufrechtzuerhalten und zu fördern. Dazu würden sie etwa Frau Adams den Umgang mit Gehhilfen beibringen, ihr den Weg zur Toilette zeigen, möglichst viele Gegenstände auf dem Weg zur Toilette so plazieren, daß sich Frau Adams daran festhalten kann, und mit ihr den Gang bis zur Toilette üben. Frau Adams hätte ein Stück Selbständigkeit zurückerhalten.
Neben dem erzieherischen Aspekt ist (ger-)agogisches Sehen, Denken und Handeln auch immer an den Bildungsmöglichkeiten altersverwirrter Menschen orientiert. Auch Altersverwirrte sind partiell in der Lage, sich und ihre Umwelt verstehen zu lernen. Sie haben sehr viel mehr Fähigkeiten, als gemeinhin von Pflegerinnen angenommen wird. Die Mitarbeiterinnen in der Altenpflege müssen deshalb angeleitet werden, die Fähigkeiten und Eigenständigkeiten der verwirrten alten Menschen zu entdecken und zu fördern. Sie müssen lernen, Angebote für dementiell veränderte Menschen zu entwickeln, die dem Erhalt der Selbständigkeit und der Anreicherung vorhandener Fähigkeiten dienen.

Bemühungen um Annäherung

Mit den folgenden Fallbeispielen erhält der Leser einen Einblick, wie Altenpflegerinnen den Umgang mit altersverwirrten Menschen erleben. Er kann dabei nachvollziehen, wie Pflegerinnen an ihren Sicht- und Denkweisen festhalten und ohne Anstöße durch eine Praxisbegleitung nicht in der Lage sind, manchmal einfachste Handlungsalternativen zu entwickeln.

Frau Meier ist ekelhaft

Frau Meier wird von den Mitarbeiterinnen einer Pflegestation als »Hexe« bezeichnet. Es sei, so heißt es, »ganz schlimm« mit ihr. Sie benehme sich bisweilen geradezu ekelhaft, und man könne es bald niemandem mehr zumuten, sie zu pflegen. Aufgefordert, genauer zu beschreiben, was sie an Frau Meier störe, berichten die Mitarbeiter, daß Frau Meier nur »ordinäre Sachen« im Kopf habe. Sie rede nur »Schweinkram« und masturbiere dauernd. Man habe sogar den Eindruck, daß sie mit Absicht einkote, damit beim Waschen ihre Scheide berührt werde. Ihre Scheide, so heißt es weiter, sei von dem permanenten Masturbieren schon entzündet. Einmal in der Woche erhalte sie Besuch von ihrem zu Hause lebenden Ehemann. Dann sei es besonders schlimm. Man könne gar nicht sagen, was sich bei diesen Besuchen abspiele. Es stellt sich heraus, daß sich der Ehemann bei seinen Besuchen auf den Schoß seiner Frau setzt und an ihrer Brust spielt. Dazu sagt Schwester Ingrid:

Das können Sie sich nicht vorstellen.
Da kommst du in das Zimmer und die sind dran.

Im Laufe des Gesprächs wird schnell deutlich, daß die sexuellen Praktiken von Frau Meier den Vorstellungen der Mitarbeiterinnen von einem »normalen« Verhalten alter Menschen zutiefst widersprechen. Das Personal kann sie nur als krankhaft und Auswirkung der dementiellen Veränderung erklären.

Der Praxisbegleiter versucht zunächst, bei den Mitarbeiterinnen die Bereitschaft zu wecken, alten Menschen sexuelle Phantasien, sexuelle Lust und das Recht auf Selbstbefriedigung zuzugestehen.

Nach einigen Bedenken, ob denn Sexualität bei Verwirrten nicht gefährlich werden könnte, räumen die MitarbeiterInnen Frau Meier verbal das Recht auf sexuelle Befriedigung ein. Damit aber sind die Widerstände des Personals noch nicht aufgehoben. Ihre normativen Vorstellungen von einem anständigen altersgerechten Verhalten bleiben weiterhin wirksam und bestimmen noch lange Zeit den Umgang mit Frau Meier.
Die MitarbeiterInnen wenden nun ein, daß sie sich von den sexuellen Praktiken einer Bewohnerin nicht belästigen lassen müssen. Es wäre mehr als unangenehm, sagen sie, wenn man im Zimmer von Frau Meier zu tun hat und diese sich befriedigt. Es bedarf einiger Mühe, den Pflegerinnen ins Bewußtsein zu rufen, daß sie überwiegend deswegen mit einer masturbierenden Frau Meier konfrontiert sind, weil sie der alten Dame keine Gelegenheit zum Rückzug ins Private gestatten. Das Zimmer von Frau Meier ist öffentlich und wird jederzeit von den Mitarbeiterinnen betreten, auch wenn Frau Meier ungestört sein möchte. Die Aussage von Schwester Ingrid verrate, daß man darüber hinaus nicht einmal das intime Zusammensein des Ehepaars Meier respektiere. Die PflegerInnen betreten das Zimmer, obwohl sie wissen, daß das Ehepaar Intimitäten austauscht. Einige Mitarbeiterinnen sind gegenteiliger Auffassung. Gerade weil das Zimmer öffentlich ist, sagen sie, hätten sich Frau Meier und ihr Ehemann entsprechend zu benehmen, und wer sich nicht an die Regeln hält, muß eben zur »Ordnung« gerufen werden.
Um ihre Aussage zu unterstützen, verweisen sie auf die Zimmernachbarin Frau Zander. Man könne es Frau Zander nicht zumuten, argumentieren sie, das »Treiben« der Frau Meier mitansehen zu müssen. Der Praxisbegleiter schlägt vor, Frau Zander regelmäßig, auf jeden Fall aber wenn der Ehemann von Frau Meier zu Besuch komme, aus dem Zimmer zu holen. Dieser Vorschlag wird abgelehnt. Schließlich, so sagen einige Pflegerinnen, sei es Frau Meier und nicht Frau Zander, die sich nicht benehme; wenn also jemand Rücksicht zu nehmen habe, dann Frau Meier und nicht Frau Zander.
Es ist den MitarbeiterInnen kaum zu vermitteln, daß sie mit ihrer Sicht- und Denkweise weder Frau Meier noch Frau Zander, noch sich selbst einen Gefallen tun.
Nach mehreren Gesprächen über Frau Meier sind die MitarbeiterInnen schließlich einverstanden, Frau Meier vor dem nächsten

Zusammensein mit ihrem Ehemann zu waschen, zu parfümieren, Frau Zander aus dem Zimmer zu holen und das Ehepaar nicht zu stören. Anschließend berichtet Schwester Ingrid dem Praxisbegleiter, wie das Vorhaben verlaufen sei:
Wir haben alles gemacht. Frau Meier gewaschen. Frau Zander aus dem Zimmer gefahren.
Nach einer kurzen Pause berichtet sie weiter:
Um halb zwölf habe ich Frau Zander wieder ins Zimmer gebracht. Ich mein, da war's ja auch genug. Außerdem gab's ja auch bald Essen.

Dieser kurze Bericht deckt in geradezu erschreckender Weise auf, wie das Denken der Mitarbeiterin durch das vorgegebene Pflegesystem geprägt ist. Das Doppelzimmer wird zur gemeinsamen Wohnung von Frau Meier und Frau Zander erklärt, in der niemand das Recht auf Rückzug zugestanden wird. Die Zeiten der Essensausgabe werden als unverrückbar hingestellt. So werden Systemzwänge zu Sachzwängen definiert, und mit solchen scheinbaren Sachzwängen lassen sich dann trefflich eigene Moralvorstellungen gegenüber Frau Meier durchsetzen.
Im Falle von Frau Meier war es ein sehr langer und mühevoller Weg, bis die MitarbeiterInnen eine Distanz zu ihren Moralvorstellungen schaffen konnten und dann in der Lage waren, ihr Erziehungsziel, nämlich Frau Meier die sexuellen Aktivitäten abgewöhnen zu wollen, aufzugeben.

Frau Bauer benimmt sich sonderbar

Frau Bauer gilt bei den MitarbeiterInnen einer Wohnstation als »pflegeleicht«. Sie sei zurückhaltend, ruhig, ordentlich und stelle keine Ansprüche. Seit einiger Zeit allerdings, beklagen sich die MitarbeiterInnen, habe sich Frau Bauer angewöhnt, nach ihnen zu klingeln, um zur Toilette gebracht zu werden. Nach dem Stuhlgang erwarte Frau Bauer, daß die Sauberkeit ihres Gesäßes kontrolliert werde. Dazu beuge sie sich rücklings mit dem entblößten Gesäß vor der PflegerIn und frage, ob sie sauber sei.
Die MitarbeiterInnen finden dieses Verhalten sonderbar, waren aber eine Zeitlang bereit, auf die Wünsche der Bewohnerin einzugehen, da sie, wie sie sagen, sonst noch nie Arbeit gemacht hätte. Nun allerdings ist die Bereitschaft, Frau Bauer einen Gefallen zu

tun, erlahmt. Da ihre Zeit aufgrund der knappen Personalsituation ohnehin eng bemessen ist und Frau Bauer nach ihrer Einschätzung durchaus in der Lage ist, ihr Geschäft alleine zu erledigen, wollen sie das »sonderbare Spiel« nicht länger mitmachen. Sie sind dazu übergegangen, Frau Bauers Wünsche abzulehnen. Nun weigert sich aber die Bewohnerin, überhaupt die Toilette aufzusuchen. Sie bleibt stumm und bewegungslos in ihrem Zimmer stehen, bis sich schließlich doch eine Pflegerin findet, die sie begleitet. Einmal auf der Toilette, ist dann Frau Bauer nicht mehr bereit, sie ohne Kontrolle zu verlassen. Wird sie nicht abgeholt und ihr Gesäß kontrolliert, verharrt sie stundenlang in der Toilette.
Die Mitarbeiterinnen haben für soviel »Sturheit« kein Verständnis mehr und wollen dem »Spiel« ein Ende machen. Aber wie? Die Überlegung einiger Mitarbeiterinnen, Frau Bauers Bitten zu ignorieren und sie einfach »in die Hose machen zu lassen«, wird verworfen, weil damit noch mehr Arbeit verbunden wäre. Die PflegerInnen befinden sich in einer Zwickmühle. Sie wollen einerseits den Bitten der Bewohnerin nicht länger nachgeben, sehen aber andererseits keine Möglichkeit, ihr Erziehungsziel durchzusetzen. Wie so oft im Umgang mit verwirrten alten Menschen droht auch dieser Konflikt zwischen Personal und der Bewohnerin zu einer Dauerbelastung zu werden. Die Mitarbeiterinnen leiden unter der Sturheit von Frau Bauer und greifen zu immer härteren Maßnahmen, um die Bewohnerin dennoch nach ihrem Willen zu erziehen.
Um eine Lösung für diesen Konflikt finden zu können, fordert der Praxisbegleiter die Pflegerinnen auf, Frau Bauers sonderbares Verhalten aus deren Sichtweise zu deuten. Warum und wozu, so fragt er, erwartet Frau Bauer eine Begleitung und Kontrolle? Daraufhin beschreiben die Pflegerinnen Frau Bauer als eine »Marionette«. Man brauche nur an ihren Fäden zu ziehen, und schon funktioniere sie. Frau Bauer wolle es immer allen recht machen. Durch diese Charakterisierung angeregt, erinnert sich ein Mitarbeiter an einen Vorfall, in dem die plausible Erklärung für Frau Bauers Verhalten zu liegen scheint. Vor einiger Zeit, so berichtet er, habe er bemerkt, daß die ansonsten saubere Frau Bauer die Toilette verschmiert hatte. Weil er annehmen durfte, daß Frau Bauer dieses Mißgeschick unangenehm sein würde, hatte er die Bewohnerin angesprochen, um ihr zu versichern, daß sie sich keine Gedanken wegen der verschmutzten Toilette machen solle. In Zukunft, hatte er sie beruhigt, wenn sie wieder einmal Probleme mit dem Toilet-

tenbesuch haben sollte, könne sie ruhigen Gewissens nach einem Pfleger klingeln. Man würde ihr gerne helfen.
Dieses Angebot des Pflegers wirkte auf Frau Bauer aber offenbar weniger als Beruhigung, sondern eher als Aufforderung, nicht mehr ohne Begleitung die Toilette aufzusuchen und sich zudem zu vergewissern, daß sie nichts verschmiert habe. Mit ihrem Verhalten, so konnte nun interpretiert werden, wollte Frau Bauer wahrscheinlich sicherstellen, daß ihr kein weiteres Mal ein »Malheur« auf der Toilette passiert und sie nicht mehr unangenehm bei dem Personal auffällt. Aus der Sichtweise von Frau Bauer wird weiterhin verständlich, daß die Aufforderungen der MitarbeiterInnen an die Bewohnerin, die Toilette alleine aufzusuchen, zur Handlungsunfähigkeit der verwirrten alten Dame führen mußten. Frau Bauer sieht sich durch das Personal angehalten, etwas zu tun, was sie ohne Hilfe nicht mehr zu schaffen glaubt. Zugleich aber möchte sie den Aufforderungen der Pflegerinnen nachkommen, zumal sie sich nicht deren Unmut zuziehen will. Sie befindet sich also in einem Dilemma, aus dem sie in ihrer Verwirrtheit keinen Ausweg findet. Sie will nichts falsch machen und kann nicht mehr handeln, also auch nicht zur Toilette gehen.
Frau Bauer braucht also die Hilfe und nicht die Erziehungsversuche der MitarbeiterInnen. Nachdem sich die Pflegerinnen in die Welt von Frau Bauer hineinversetzt haben, beschließen sie, in Zukunft Frau Bauer zur Toilette zu begleiten und ihr Gesäß zu kontrollieren. Dabei wollen sie beruhigend auf die Bewohnerin einwirken und ihr immer wieder versichern, daß sie keine Sorge haben müsse, daß auf der Toilette etwas passiere. Der zeitliche Aufwand für diesen Dienst an Frau Bauer erweist sich als sehr gering. Auf jeden Fall, stellen die Mitarbeiterinnen fest, nimmt dieser Dienst weniger Zeit und Nerven in Anspruch als ihre bisherigen Erziehungsmaßnahmen.

Frau Decker mag ich nicht

Frau Decker lebte lange Jahre auf der Wohnstation eines Altenheimes. Sie galt als eine gebildete Frau und war der Mehrzahl der Pflegerinnen intellektuell überlegen. Wegen ihrer körperlichen Behinderung blieb ihr Aktionsradius weitgehend auf ihr Zimmer beschränkt. Sie litt unter ihrem Alleinsein und bat die MitarbeiterInnen regelmäßig um ein Gespräch. Diese aber scheuten die »an-

spruchsvollen« Unterhaltungen mit Frau Decker. Als Frau Decker langsam den Verstand verlor, schlugen die PflegerInnen ihr vor, zur Pflegestation zu wechseln, weil sich dort ein Tagesraum befände, in dem sie ausreichend Gelegenheit zur Unterhaltung mit anderen Bewohnern hätte.
Frau Decker befindet sich nunmehr auf der Pflegestation und verbringt die meiste Zeit des Tages im Gemeinschaftsraum. Ihre Versuche, mit den anderen Bewohnern ins Gespräch zu kommen, scheitern aber an deren starken dementiellen Veränderungen. So bleibt Frau Decker auch auf der Pflegestation weitgehend ohne Unterhaltung und Anregung. Sie ist bemüht, die Fassade ihrer sozialen Identität aufrechtzuerhalten und das Nachlassen ihrer geistigen Kräfte nach außen zu verbergen. Beispielsweise trägt sie ständig eine Tageszeitung bei sich, obwohl sie längst nicht mehr in der Lage ist, diese zu lesen.

Zufällig beobachtet der Praxisbegleiter folgende Szene. Frau Dekker sitzt im Tagesraum mit einer Zeitung auf ihrem Schoß. Schwesternhelferin Ulla betritt den Raum, um eine Bewohnerin abzuholen. Frau Decker bittet die Helferin:
Können Sie mal meine Brille holen?
Ulla erwidert mürrisch:
Ja, Moment mal. Andere sind auch da.
Sie verläßt mit der anderen Bewohnerin den Tagesraum, ohne auf den Wunsch von Frau Decker eingegangen zu sein.

Als Ulla auf diesen Vorfall angesprochen wird, reagiert sie sehr heftig. Sie berichtet, daß der Umgang mit Frau Decker ausgesprochen schwierig und unangenehm sei. Frau Decker verlange dauernd irgend etwas, und nie könne man es ihr recht machen. Auf die Frage, warum sie nicht auf den Wunsch von Frau Decker, ihr die Brille zu holen, eingegangen sei, antwortet Ulla:
Ich habe Frau Decker gesagt, sie ist nicht immer als erste dran. Ganz nett und ruhig. Und sie? Schreit: Sie bezahle auch und so. Immer dasselbe.
Der Praxisbegleiter gibt zu bedenken:
Ich hab Frau Decker so verstanden, daß sie gerne ihre Brille von Ihnen geholt bekommen hätte.
Dazu meint Ulla:
Die kann doch sowieso nicht mehr lesen.

Die Schilderung des Vorfalles aus der Sicht von Ulla läßt erkennen, daß die Schwesternhelferin in der Situation sehr viel stärker emotional beteiligt war, als es zunächst den Anschein hatte. Sie hegt ganz offensichtlich einen starken Groll gegenüber Frau Dekker. Aus diesem Grunde ist es nicht möglich, bei ihr Verständnis für die Situation von Frau Decker zu wecken. Ulla will und kann nicht einsehen, daß Frau Decker ihre Brille nicht zum Lesen benötigt, sondern um dem Personal gegenüber ihre geistigen Veränderungen zu verbergen.

Einige Tage später beobachtet der Praxisbegleiter, wie Ulla Frau Decker im Rollstuhl aus dem Tagesraum holt und dabei kein Wort mit der Bewohnerin spricht. Er schildert ihr seine Beobachtung:
Ulla, ich habe beobachtet, daß Sie Frau Decker eben nicht angesehen haben. Sie haben sie, ohne sie anzusehen und ohne mit ihr zu reden, aus dem Tagesraum geschoben. Ich hatte den Eindruck, Sie mögen Frau Decker nicht besonders.
Dies verneint Ulla:
Doch, ich mag hier alle.
Der Praxisbegleiter baut ihr eine Brücke:
Ich mag nicht alle Bewohner.
Daraufhin gibt Ulla zu, Frau Decker »eigentlich« nicht zu mögen. Die ganze Art der Bewohnerin behagt ihr nicht. Sie wisse nicht genau, woran es liegt, versucht sie ihre Gefühle zu beschreiben, sie komme einfach nicht gegen Frau Decker an.

In dem Gespräch wird die Komplexität der gefühlsmäßigen Beziehung von Ulla zu Frau Decker sichtbar. Einerseits fühlt sich Ulla von der Bewohnerin abgestoßen. Andererseits unterliegt sie der weitverbreiteten Vorstellung, daß in der Altenpflege alle alten Menschen ohne Rücksicht auf eigene Gefühle gleich behandelt werden sollen. Dieser Konflikt führt bei ihr sowohl zu Schuldgefühlen gegenüber Frau Decker, der sie nicht gerecht werden kann, als auch zu Zweifeln an ihrer beruflichen Qualifikation, weil sie ihren Ansprüchen an eine ideale Pflege nicht genügt. Eine derartige Spannung kann natürlich von niemandem über einen längeren Zeitraum ausgehalten werden. Ulla ist deshalb dazu übergegangen, die »Schuld« für ihre negativen Gefühle gegenüber Frau Dekker in deren »schwierigem Charakter« zu finden.

Als die Schwesternhelferin in dem Gespräch mit dem Praxisbegleiter endlich ihre gefühlsmäßige Ablehnung zugeben darf, fühlt sie sich erleichtert. Jetzt ist sie auch in der Lage, genauer zu beschreiben, was sie an Frau Decker stört. Sie schildert, wie sie sich jedesmal aufregt, wenn Frau Decker verlangt, daß besonders verwirrte Bewohner, die durch ihr Schreien oder Jammern unerträglich sind, aus dem Tagesraum geschafft werden sollen. Wörtlich sagt Ulla:

Die Frau Decker sagt dann: »Muß die Frau Sowieso hier sein?«
Die will nur ausgesuchte Personen. Frau X lehnt sie ab.
Die soll herausgebracht werden.
Ich meine, wir müssen ja auch Rücksicht nehmen.
Wir können uns die Leute ja auch nicht aussuchen.
Die Frau Decker ist doch genau wie die anderen.
Die ist doch nichts Besseres.

In dieser Schilderung legt Ulla ein klares Geständnis ihrer Überforderung ab. Der tägliche Umgang mit Verwirrten belastet sie so sehr, daß sie keine Reserven mehr hat, auf Wünsche einzelner Bewohnerinnen oder deren berechtigte Anliegen einzugehen.
Ohne Supervision, mit sich und Frau Decker alleine gelassen, führt sie einen Kampf, bei dem beide verlieren. Ulla wird erst dann bereit und fähig sein, Frau Decker in Ruhe verrückt werden zu lassen und ihr etwa die Brille zu holen oder sie nicht mit unerträglichen Mitbewohnern zu belasten, wenn sie ihre gefühlsmäßigen Übertragungen gegenüber Menschen wie Frau Decker, die ihr von Ausbildung, Beruf und sozialer Schichtzugehörigkeit überlegen sind, aufgearbeitet hat.
Solange aber weder Supervision noch Praxisbegleitung in der Pflege verwirrter Menschen üblich sind, haben jeden Tag in der Altenpflege zahllose Pflegerinnen und Bewohnerinnen ähnlich wie Ulla und Frau Decker zu leiden.

Mit Frau Müller kann man nicht reden

Frau Müller sitzt meistens alleine in ihrem Zimmer auf der Pflegestation. Die Tür zu ihrem Zimmer steht wie alle anderen Zimmertüren auf der Station tagsüber offen. Das Personal spricht im Vorübergehen regelmäßig die Bewohnerinnen an. Nur bei Frau Müller hält sich das Personal merklich zurück. Außer zur Pflege und zu den Mahlzeiten nehmen sie keinen Kontakt zu der Bewohnerin

auf. Als die MitarbeiterInnen auf diese Beobachtung angesprochen werden, entgegnen sie, daß man sich mit Frau Müller nicht unterhalten könne. Sie rede immer dasselbe und erzähle dauernd, wie stolz sie auf ihre Kinder sei. Dabei, so erwähnen sie ausdrücklich, bekäme sie niemals Besuch von ihren Kindern.
Zwei Mitarbeiterinnen betonen, daß sie es »leid« wären, immer anhören zu müssen, wie gut angeblich die Kinder von Frau Müller seien. Wenn diese wirklich dem Bild entsprächen, das die Bewohnerin von ihnen zeichnet, dann wäre nach ihrer Meinung Frau Müller nicht im Pflegeheim, und sie müßten nicht die Arbeit für deren Kinder machen.
Die übrigen Pflegerinnen sehen ihre Beziehung zu Frau Müller unverkrampfter als diese beiden. Sie haben den Eindruck, daß die Erinnerung an die Kinder das einzige sei, was Frau Müller glücklich macht. Es mache ihnen nichts aus, jeden Tag die immer gleichen Geschichten über die Kinder anzuhören. Da es sich aber um die stets gleichen Aussagen handele, höre man nicht mehr hin, was Frau Müller erzählt. Man lasse sie eben in Ruhe.
So sind die Gespräche mit der Bewohnerin längst zur Routine geworden, wie das folgende Gesprächsprotokoll belegt.

Schwester Gerda betritt das Zimmer von Frau Müller, um das Frühstück zu servieren. Sie redet mit der Bewohnerin, ohne diese anzusehen.

Gerda: *Guten Tag, Frau Müller.*
Frau M.: *Kennen Sie mich?*
Gerda: *Ja, klar. Ich seh Sie doch jeden Tag. Was machen die Kinder?*
Frau M.: *Ich bin stolz auf meine Kinder. Der Junge hat studiert. Das Mädchen ist in Amerika, hat einen Arzt geheiratet. Ich habe gute Kinder.*
Gerda: *So, Frau Müller. Ihr Frühstück ist fertig. Guten Appetit.*
Gerda verläßt das Zimmer.

Die Pflegerin hört gar nicht mehr hin, was Frau Müller fragt oder sagt. Sie hat die Gewohnheit der Bewohnerin im Sinne einer reibungslosen Pflege instrumentalisiert. Mit der Frage nach den Kindern beschäftigt Gerda die Bewohnerin und braucht sich somit

nicht weiter um sie zu kümmern, während sie das Frühstück serviert.
Als der Praxisbegleiter nach Fähigkeiten von Frau Müller fragt, tun sich die MitarbeiterInnen mit einer Antwort schwer. Sie sind überzeugt, daß Frau Müller zu nichts anderem mehr in der Lage ist, als über ihre Kinder zu reden. Dennoch willigen sie in den Vorschlag ein, während der Pflege Frau Müller auf andere Themen anzusprechen.
Da Frau Müller große Erinnerungslücken über sich und ihr Leben hat, wird abgesprochen, Frau Müller gezielt nach Stationen aus ihrem Leben zu fragen und Erinnerungen gezielt zu wecken. Die Pflegerinnen fragen bei ihren Verrichtungen über mehrere Wochen Frau Müller nach ihrem Geburtsdatum, Geburtsort, Sternzeichen, nach dem Namen der Eltern, der Anzahl der Geschwister, nach der Schulzeit, Heirat, Familie, Kinder, Wohnung, Reisen und vieles mehr. Wichtige Daten und Namen werden auf einer Wandzeitung, die in ihrem Zimmer angebracht wird, festgehalten.

Eines der Gespräche, die nun den Pflegealltag begleiten, wurde protokolliert. Altenpfleger Peter will in dem Gespräch Frau Müller helfen, sich an das Datum ihrer Hochzeit zu erinnern.

Peter: *Wann haben Sie geheiratet?*
Frau M.: *Da muß ich mal … Das ist schon lange her.*
Peter: *Sie sind 1903 geboren.*
Frau M.: Ja, am 8. Dezember.
Peter: *Wissen Sie noch, wie alt Sie waren, als Sie geheiratet haben? Haben Sie mit 20 geheiratet?*
Frau M.: *Nee, ein bißchen älter war ich schon.*
Peter: *23? 24?*
Frau M.: *Ja, ich hab ja einen Mann geheiratet …*
Peter: *Waren Sie denn schon 30*
Frau M.: *Nee, nee.*
Peter: *So zwischen 25 und 30?*
Frau M.: *Ja so in dem Alter war ich.*
Peter: *26?*
Frau M.: *Ich kann das nicht mehr so genau sagen.*
Peter: *Ja, waren Sie so 25, 26 Jahre alt?*
Frau M.: *Ja aber … oder 24, ich kann das nicht mehr genau …*
Peter: *24. Das könnte gut sein. Wenn Sie 24 Jahre alt waren,*

dann haben Sie 1927 geheiratet. Könnte das hinkommen? 1927 Hochzeit?

Frau M.: *Ja, ich kann nicht mehr genau sagen ...*

Peter: *Das könnte schon hinkommen.*

Frau M.: *Ja, das kann schon hinkommen, ja ...*

Peter: *Frau Müller, wir sind fertig. Morgen überlegen wir nochmal. Überlegen Sie bis dahin mal genau, wann Sie geheiratet haben.*

Bis auf die beiden Mitarbeiterinnen, die in dem Gespräch mit dem Praxisbegleiter ihre Probleme mit Frau Müller geschildert hatten, beteiligten sich alle anderen Pflegerinnen an dem Programm.
Möglicherweise übertragen die beiden MitarbeiterInnen Gefühle von Geschwisterrivalität, wie sie auch bei pflegenden Angehörigen beobachtet werden können, die darunter leiden, daß sie die Arbeit haben und die nicht pflegenden Geschwister von dem pflegebedürftigen Elternteil scheinbar bevorzugt werden. Dies aber kann nur spekuliert werden, da die beiden ein Nachdenken über ihre Abneigung gegenüber Frau Müller verweigerten.
Allen übrigen Beteiligten machte das Bildungsprogramm großen Spaß. Mit der Zeit entdeckten die MitarbeiterInnen immer mehr Themenbereiche, die Frau Müller interessierten, und sehr bald gelang es, Frau Müller zu Eigenständigkeiten anzuregen. Beispielsweise betrachtete sie gerne Fotobücher, die ihr besorgt wurden.
Leider muß allerdings erwähnt werden, daß es in der Praxis sehr mühsam ist, Altenpflegerinnen zur Durchführung ähnlicher Programme, die auf Entwicklung und Förderung ausgelegt sind, anzuleiten. Allzuoft fehlt in der Pflege altersverwirrter Menschen die Einsicht, daß (ger-)agogisches Handeln einen Sinn macht. Frau Müller aber zumindest profitierte von dem erfolgreichen Versuch, die Erinnerungen an ihr Leben gezielt zu wecken und anzureichern.

Elisabeth Niejahr

Alt sind nur die anderen

So werden wir leben, lieben und arbeiten

Band 15941

Längere Ampelphasen, Arbeiten bis siebzig, Prothesengeschäfte an jeder Straßenecke und Verteilungskämpfe zwischen Jung und Alt?

Mehr als die Hälfte der Bevölkerung wird in zwanzig Jahren älter als sechzig sein. Kein Grund zum Pessimismus: Elisabeth Niejahr zeigt, wie unser Alltag aussehen könnte und was das für jeden von uns bedeutet. Denn eines ist sicher, wir werden alle anders leben, lieben und arbeiten.

Ein Buch, das selbst die interessieren wird, die bisher noch keinen Gedanken an ihre Rentenversicherung verschwendet haben.

»Dieses Buch leistet einen Beitrag
zur politischen Aufklärung, wie man ihn
sich kaum besser wünschen kann.«
Tagesspiegel

»Ein vielseitiger und gut geschriebener Beitrag
zu einer Debatte, mit der wir uns befassen müssen.«
Frankfurter Rundschau

Fischer Taschenbuch Verlag

fi 15941 / 1

Silvia Bovenschen

Älter werden

Notizen

Band 17532

Silvia Bovenschen spitzt Ereignisse und Erlebnisse aus Kindheit, Jugend und späteren Zeiten zu, die ihr das Altern ins Bewusstsein brachten. Sie ruft die prägenden und auch komischen Begegnungen mit Vergänglichkeit, Tod und Teufel, mit Zuversicht, Glück und Sehnsucht auf und misstraut doch zugleich der Erinnerung, die mit goldenem Pinsel malt.

»Ein Buch, das in der Hand zu glühen scheint, bevor es ein gedankliches Feuerwerk im Kopf entfacht.«

Felicitas von Lovenberg,
Frankfurter Allgemeine Zeitung

Fischer Taschenbuch Verlag

fi 17532 / 2

Ulla Atzert
Uli Höhmann
Leben für Fortgeschrittene:
Vom Glück des Älterwerdens
Band 18260

Erfolgreich in der Mitte des Lebens gelandet, fragt man sich: War's das schon? Oder gibt es noch Potential, das Ruder herumzureißen und mal was ganz anderes zu machen? In diesem Buch geht es um Menschen, die einen Wendepunkt in ihrem Leben erreicht und erkannt haben, dass es so nicht mehr weitergeht. Georg zum Beispiel erfüllt sich seinen Jugendtraum und schwingt sich auf seine Harley, Shania, die erfolgreiche Werbekauffrau, folgt nun dem Ruf eines Schamanen, und Franz versucht sich am Iron-Man. Beispiele, die Lust machen, die bislang nicht gelebten Aspekte im eigenen Leben zu erkennen, und die sehr unterhaltsam ermuntern, persönliches Neuland für sich zu entdecken.

Fischer Taschenbuch Verlag

fi 18260 / 1